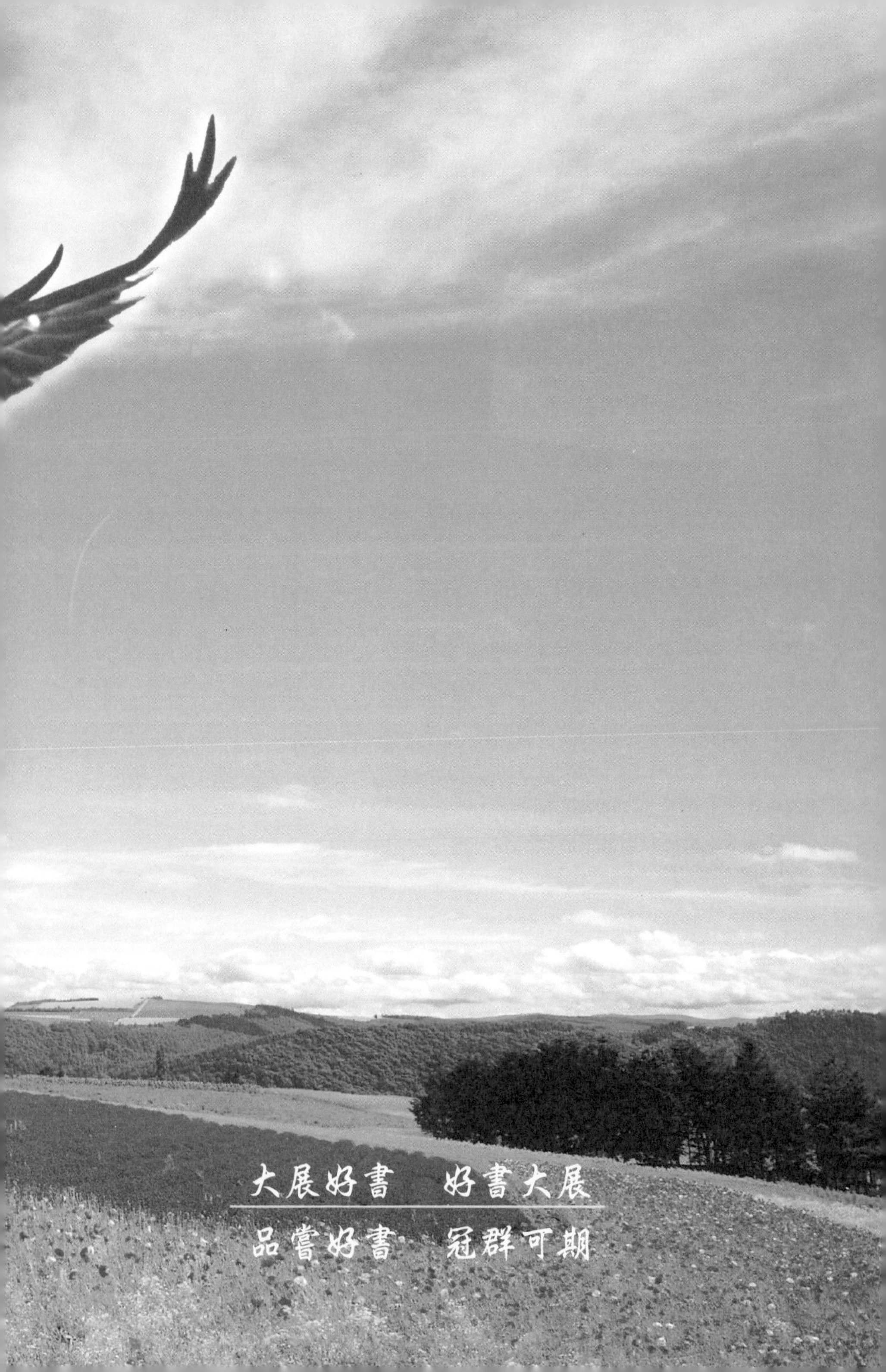
大展好書　好書大展
品嘗好書　冠群可期

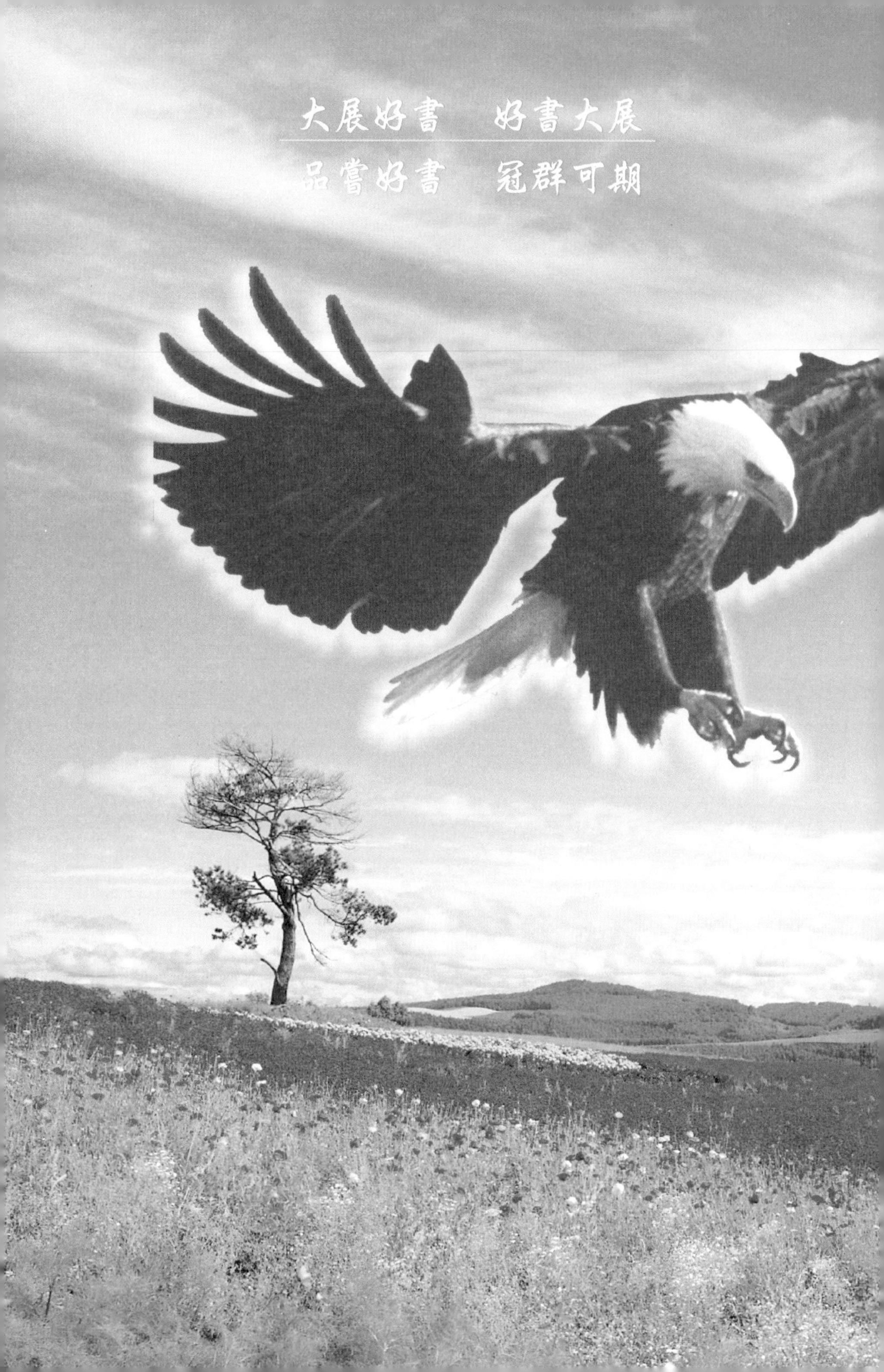
大展好書　好書大展
品嘗好書　冠群可期

健康加油站22

越吃越性福

郭武備　段禮　編著

大展出版社有限公司

性福絮語

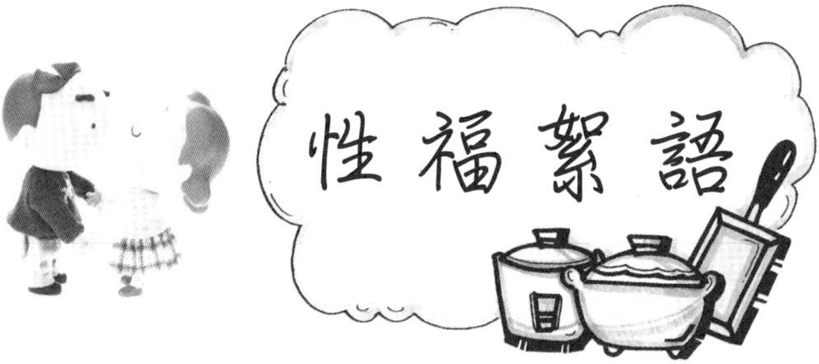

我們是「『性』福」，許多夫妻都嚮往我們，然而有什麼簡單的方法能變成我們呢？

那就是吃！

事實上，性與飲食有著密切關係，飲食對性和諧保健有著獨特功效。中國古代，就開始研究食物對性的保健作用，大量文獻中記載了調節性慾的食品和藥膳。自二十世紀六〇年代起，西方的一些國家，也把性保健列為重要的科學研究課題，作為預防醫學的三大研究內容之一。

最近幾年，大量的藥膳、藥酒、藥茶、藥粥開始出現在市場中，其中不少品種就是針對男女性保健和調節性功能而推出的，它們對美容養顏、強身壯體、防治疾病等都起到事半功倍的效果。

在性保健的飲食調配中，應根據不同的生理及身體狀況合理安排飲食，以保證營養充分供給和及時補充。蛋白質在體內可轉化成精氨酸，能提高男性精液的品質，增強精子活力，並可消除性生活後的疲勞感。對女方可促使處女膜破裂後的創傷早日癒合。適量的脂肪可提供機體不能合成的脂肪酸，脂肪中的膽固醇還是合成性激素的重要原料。酶可激活性細胞的活躍程度，有效地防止性慾衰退。酵母是一種鮮為人知的營養素，研究證明，葡萄糖含量不足是造成性功能減弱的主要原因之一，而酵母中的葡萄糖與體內胰島素結合可彌補這一不足。各種無機鹽與微量元素也是性保健飲食中不可缺乏的營養物質，如鈣、鋅、鐵等。

為了幫助讀者瞭解飲食與性的有關知識，科學合理地攝取營養，我們編寫了這本小冊子，讀後將會使您的性生活更加和諧完美，讓你變得越吃越像我們了……

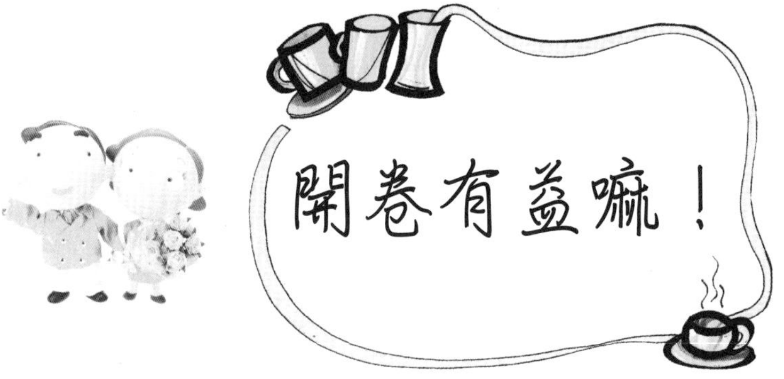

目錄

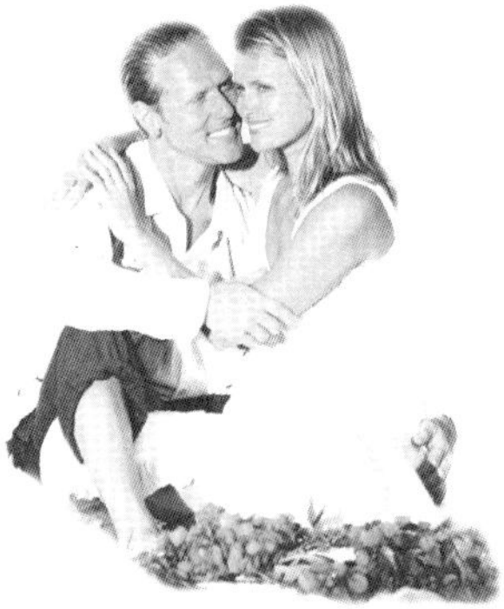

性福吃出來／9

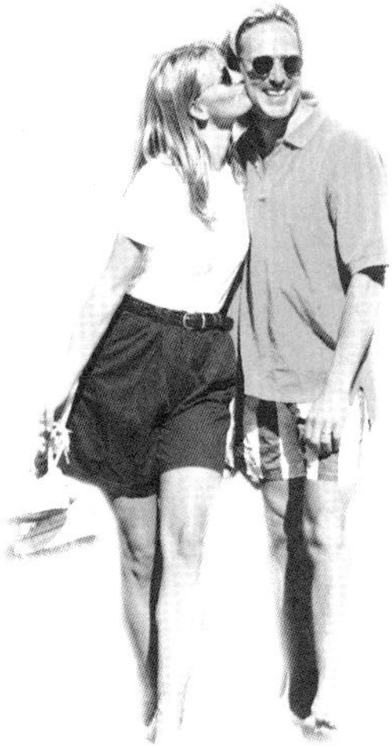

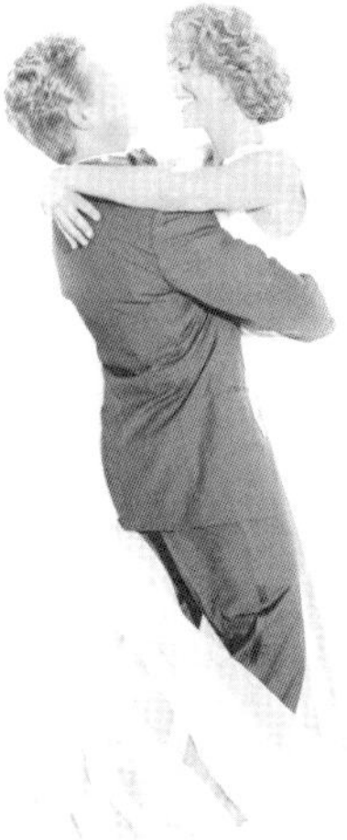

巧吃壯陰陽／57

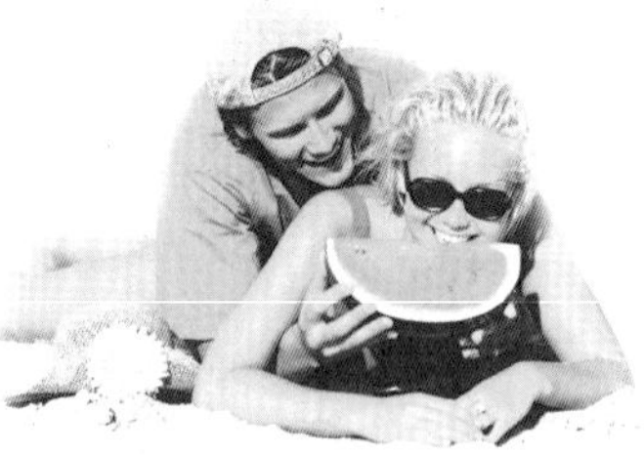

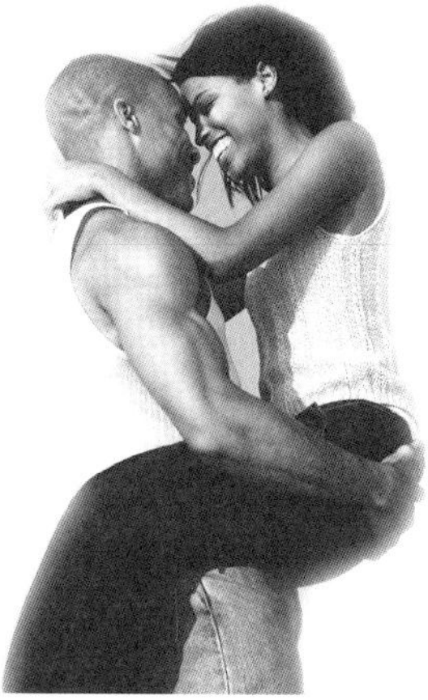

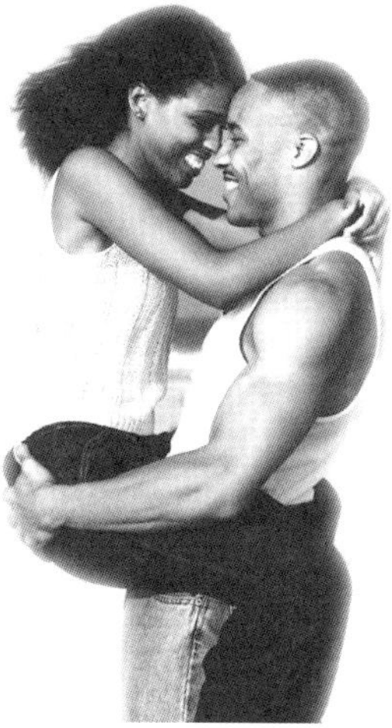

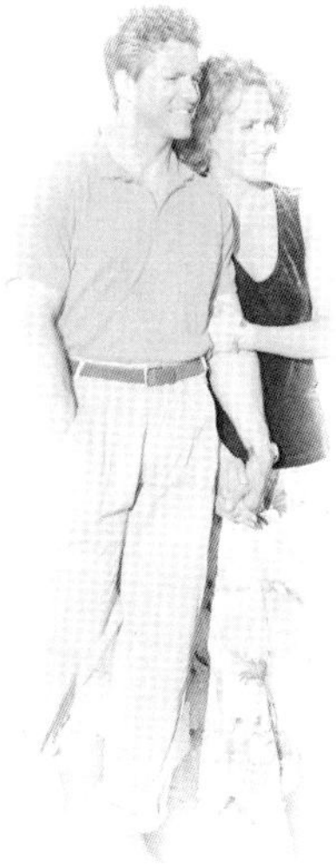

助「性」巧宜忌／165

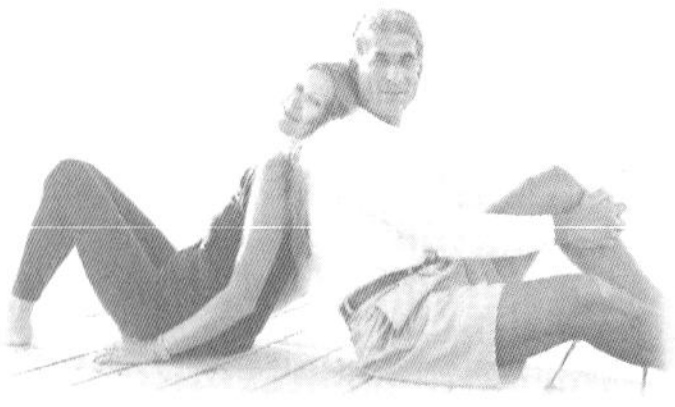

「性」福吃出來

飲食與性功能

食物與人的性功能之間存在著重要的依存關係。傳統醫學和現代醫學都認為由一定的膳食選擇可以達到強精、壯陽和補腎等功效，它們對性慾、性反應性行為能產生有利的影響。從維護和調節性機能的角度，人們在日常營養選擇中應掌握以下原則：

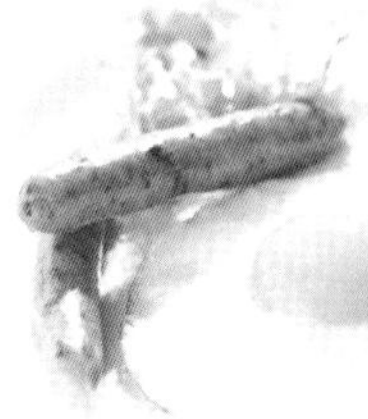

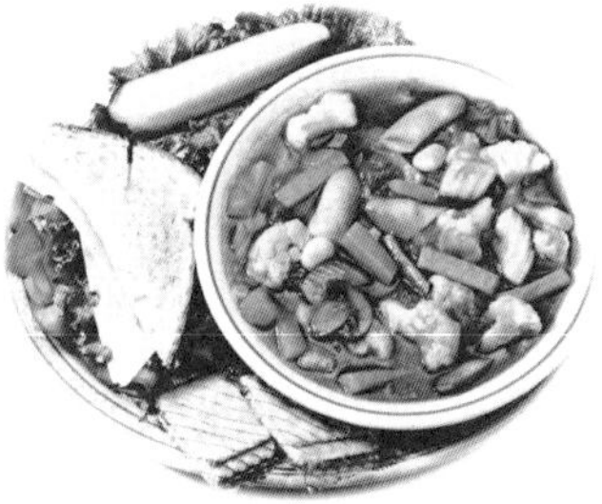

多吃優質蛋白質

優質蛋白主要指禽、蛋、肉類等動物類蛋白及豆類蛋白。蛋白質含有人體活動所需要的多種氨基酸，它們參於包括性器官、生殖細胞在內的人體組織細胞的構成，如精氨酸是精子生成的重要原料，且有提高性功能和消除疲勞的作用。大豆製品、魚類均含有較多的精氨酸。有些動物性食品，本身就含有性激素。酶是一種在體內具有催化活性的特殊蛋白質，能加速化學反應，對人體健康作用極大。體內一旦缺乏酶，可出現機能減退包括性功能的減退，甚至失去生育能力。酶存在各類食物中，烹製食物時，溫度過高、過長特別是炸、烤、煎等方法易使酶受到破壞。

日本有學者研究後指出，鮑魚、章魚以及文蛤、牡蠣、魁蛤、蠑螺、海扇等貝類含豐富的氨基酸，是有效的強精食品。滑溜的水產品也具有強精效果，這類食品有鰻魚、泥鰍、鱔魚等。

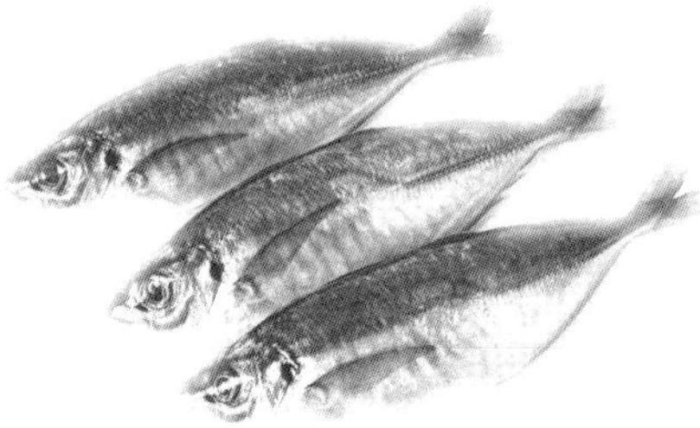

攝入適量的脂肪

近年來，因為成年男子大多擔心膽固醇過高導致肥胖症、心臟病等，所以採取了少攝取的原則。但從性功能的維護角度看，應適當攝入一定量的脂肪。因為人體內的性激素（雄、雌激素）主要是脂肪中的膽固醇轉化而來，長期素食者性激素分泌減少，對性功能是不利的。

另外，脂肪中含有一些精子生成所必需的脂肪酸，必需脂肪酸缺乏時，不僅精子生成受到影響而且引起性慾下降。適量脂肪的食用，還有助於維生素A、維生素E等脂溶性維生素的

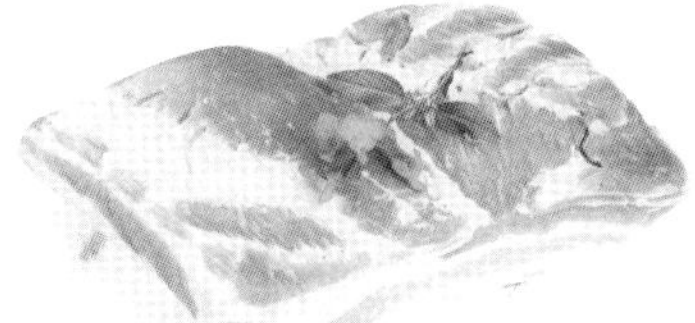

吸收。肉類、魚類、食蛋中含有較多的膽固醇，適量的攝入有利於性激素的合成，尤其是動物內臟本身就含有性激素，應有所攝入。

補充與性功能有關的維生素和微量元素

研究表明，人體鋅的缺乏會引起精子數量減少，畸形精子增加，以及性功能和生殖功能減退，甚至不育。維生素A和維生素E都有延緩衰老和避免性功能衰退的作用，且對精子的生成和提高精子的活動均具有良好的效果。維生素C對性功能的維護也有積極作用。優質蛋白質特別是動物的肝臟、胰臟也是如此。所以要常吃下列食物：

含鋅的有肉類、貝殼類、牛奶、穀類、豆類、馬鈴薯、蔬菜、紅糖等。含維生素A的有肝臟、禽蛋、乳製品、魚、蟹、貝類、甘藍、菠菜、韭菜、芹菜、胡蘿蔔、番瓜、紅薯、乾辣椒、番茄等。含維生素E的有穀胚、蛋黃、豆類、硬果、植物油、雞肉、麥胚、麥片、麵包、花生、芝麻等。含維生素C的有鮮棗、各種蔬菜、水果等。

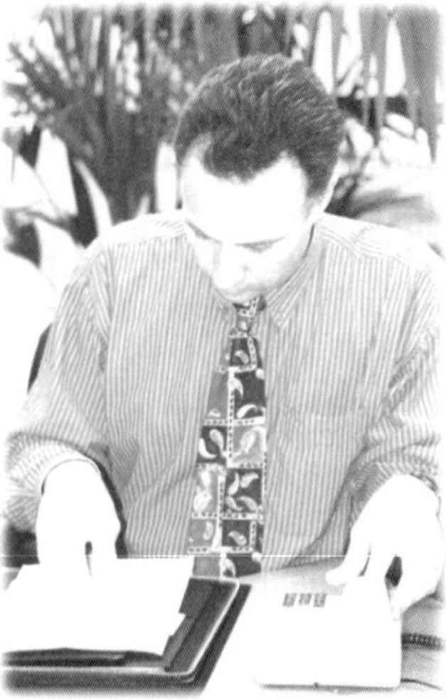

慎用對性功能不利的食品

粗棉籽油、豬腦、羊腦、兔肉、黑木耳、冬瓜、菱角、芝麻仁、杏仁等被認為是不利於性功能的食品。其影響的環節尚不十分清楚，但傳統醫學認為它們有傷精氣、傷陽道和衰精冷腎等不良作用。

巧用飲食增進性生活

多喝乾淨清潔的水

尿道發炎或感染，是減退性慾的其中一個原因，專家建議多喝水，一天喝八杯水，有助於細菌的排除。

男性多聞聞番瓜派的味道

美國芝加哥一項研究發現，男性在聞了番瓜派的味道之

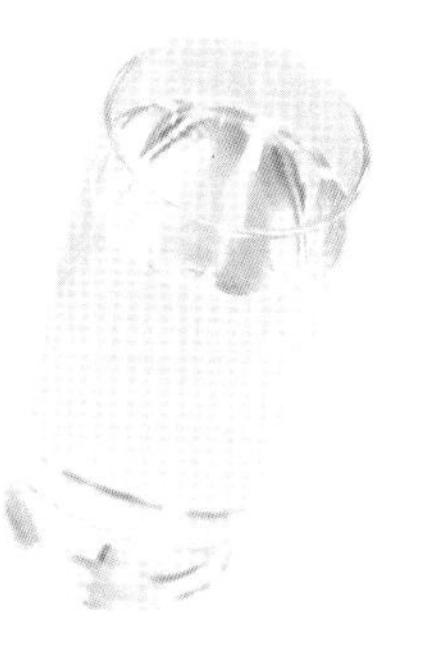

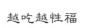

後，血液會大量湧入陰莖。至於女性，可以聞聞小黃瓜和甘草的味道，它們也會讓大量血液充斥在陰道。

一定要避開甜點

聽起來很教條嗎？它可是控制熱量最好的方法，許多研究都顯示，減肥有助於增加性慾。除此之外，過重的人每減一萬五千克，陰莖看起來會長二・五四公分。

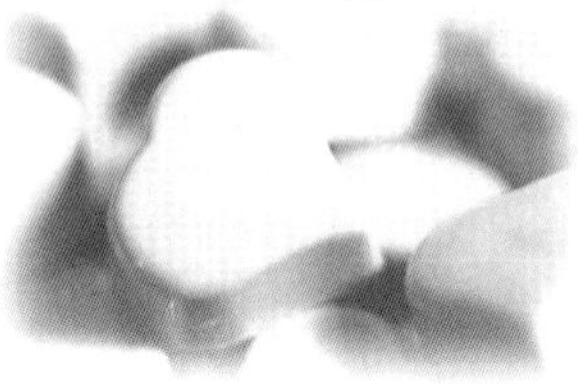

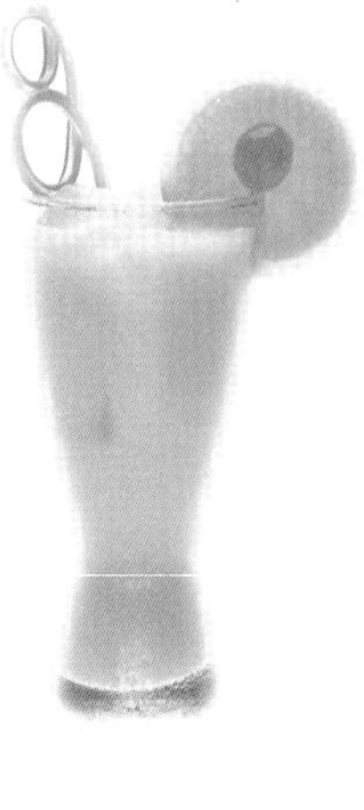

多吃鮪魚三明治

鮪魚含有豐富的脂肪酸，它能有效地對抗憂鬱與沮喪。心情鬱悶當然提不起性慾，何不吃點有用的食物，擊退鬱悶。

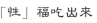

女性適量補充鈣片

研究顯示，女性若能得到足夠的鈣質，就能有效地對抗經前症候群。經前的疼痛與不適，常讓女性對性事卻步，也對伴侶百般拒

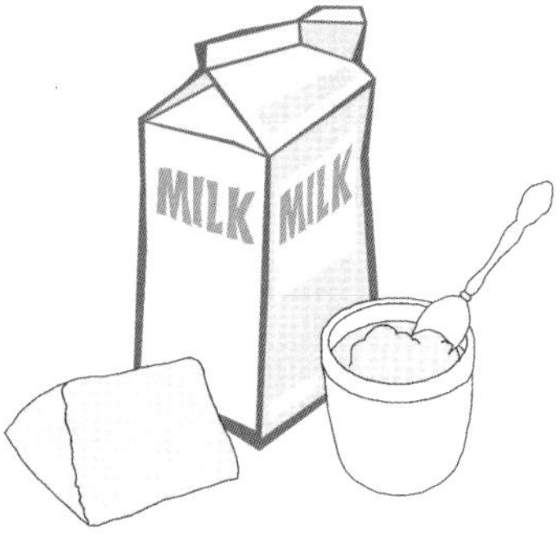

絕。因此，專家建議，停經前女性，每天最好能補充五百毫克的鈣片，這樣能減緩生理的不適，也能保持心情的穩定。

每天喝一杯或兩杯的咖啡

美國內科醫學文獻的研究顯示，喝咖啡的人比沒有喝咖啡的人有較強的性慾，也比較能夠享受性愛。但如果有高血壓或偏頭痛的毛病，就省略這項建議。

吃素食影響人的性慾

醫學界警告吃素食的男人：低蛋白質的飲食會影響他們的性慾。不吃足夠的蛋白質的人，會有降低睪丸激素的危險，從而會降低性功能，同時還會減少肌肉、減少紅血細胞、損傷骨骼。不吃肉的人格外有危險，因為動物食品是高生物價值蛋白質的最好來源。素食主義者和嚴格的素食主義者，選擇了不吃動物食品，低蛋白質的飲食導

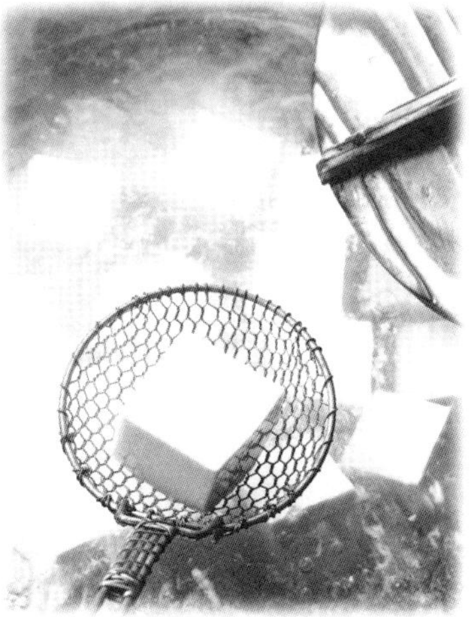

致了性荷爾蒙黏合劑血球素增加，從而降低了睪丸激素的有效性。

素食人士由於飲食習慣影響，會導致其攝取的蛋白質不足，直接影響他們晚年時的性生活。研究發現，吸收過少蛋白質的男性，其睪丸激素分泌亦會偏低，因而直接影響其性能力。

而素食者和一些牙齒已脫落或缺食慾而少吃肉類的老人家，則最有可能出現這種情況，因為肉類正是蛋白質一個主要來源。老人缺少蛋白質會令一種妨礙性激素的球蛋白分泌增加，因而減少睪丸激素的分泌。而缺少睪丸激素，除會影響性能力外，還會減少紅血球數目，導致骨質疏鬆和影響肌肉生長。

也有營養學家指出，豆類食物能為素食人士提供足夠蛋白質。一名素食組織發言人亦表示，只要進食的食物多元化，即使不吃肉類亦能吸收足夠的營養。

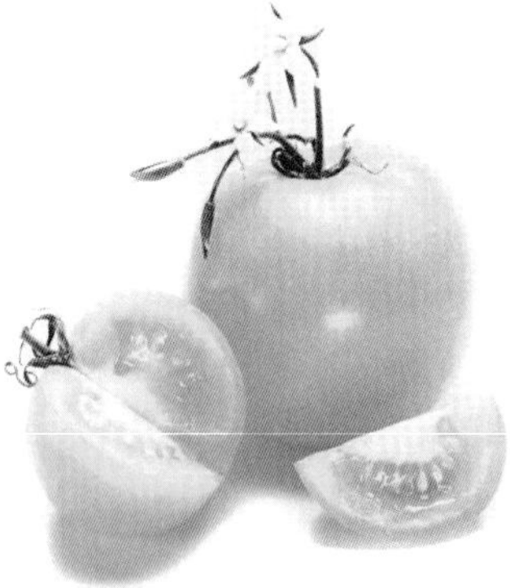

酒能助「性」嗎

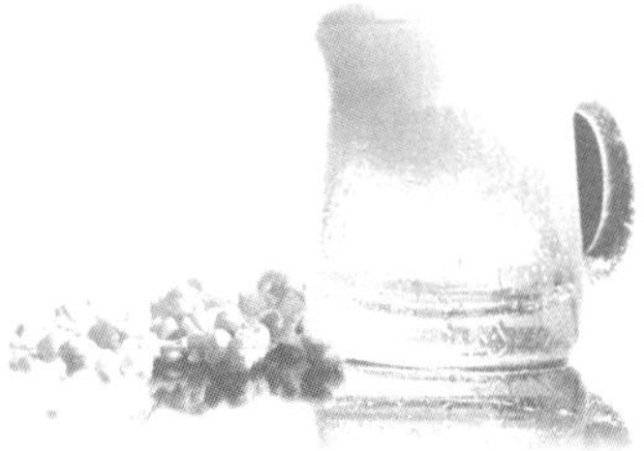

有人習慣地把「酒」、「色」二字聯繫在一起，以為酒能「亂性」、「縱色」。確實酒精在人體中能激起男女性慾，增加性活動中的情趣和快感。還有人以為，酒酣之際，男女之間的「性警戒」被擾亂，從而能突破自身或對方的「性防線」，為兩性關係營造生理及心理氛圍。其實從生理學上講，「酒能亂性」並不是指酒精的「縱慾」效應，而是指酗酒會導致性功能紊亂，甚至性功能障礙。

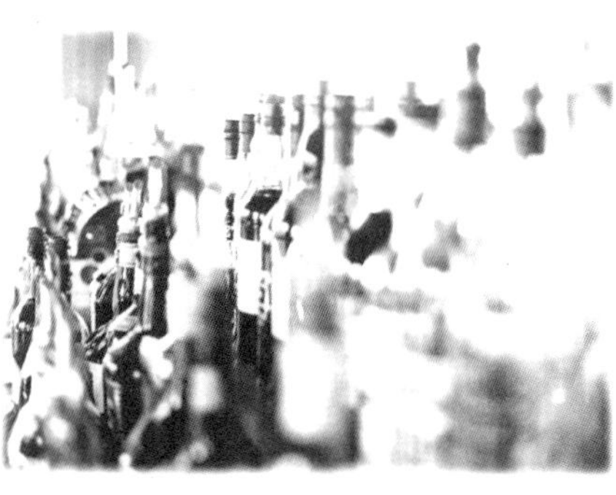

酒精進入人體後對各個器官系統都產生相應的生理作用。當體內每一百毫升血液中含有二十～五十毫克酒精時，會產生短暫的泛興奮現象，表現為精神振作、欣快健談。

泛興奮是指機體各器官系統都處於一定的興奮狀態，當然

也包括性意識的萌動和性器官的亢奮。然而這種作用在整個飲酒過程中只是短暫的，因為泛興奮的時間不可能持續長久，繼之出現的卻是更深度、更延續的抑制過程，當然對性活動的效應也明顯地轉為抑制，尤其是經常性的酗酒，對性生殖器官的結構和功能必然造成累積性的危害和抑制。如果說「酒能亂性」，那麼，從這種危害和抑制的角度來理解，真是再確切不過了。

無論男女，長期濫飲酒類，均可導致性功能紊亂，其中男子有百分之五十以上，女子有百分之二十五以上患有性慾減退或性活動抑制，在伴有酒精性肝炎的患者中，出現性功能障礙的比例高達百分之七十五以上。在男性酗酒者中，大約百分之四十患有陽痿，百分之五～百分之十在性活動中有射精障礙，甚至在戒酒後的數月或數年內，這些人中性功能恢復正常者僅占一半。女性長期嗜酒者中，有百分之三十～百分之四十存在性興奮困難，約百分之十五表現為性高潮喪失，或者性高潮的次數與強度顯著減低。

有一項國外的調查統計資料表明，在六十二名女性嗜酒者中，有三十五名主訴有各種不同程度和形式的性反應不全。

酒精引起男性性功能的問題，主要是由其對生殖器官的直接毒性作用所導致的。有證據顯示，酒精能降低睾丸酮的生成速度，因而引起男性體內雌激素的相對水平或絕對水平的增高。而且血液中的酒精增加了蛋白質與循環的睾丸酮的結合，於是使游離的具有生物活性的睾丸酮的數量減少，從而抑制了精子的產生與發育。

據一項研究報告稱，在四十名有濫飲史的男性中，有百分之六十五患睾丸萎縮症。酒精對女子的危害包括引起過早絕經和促使衰老。動物實驗報告提示，患慢性酒精中毒的雌性大鼠出現動情期縮短，甚至動情期中斷。

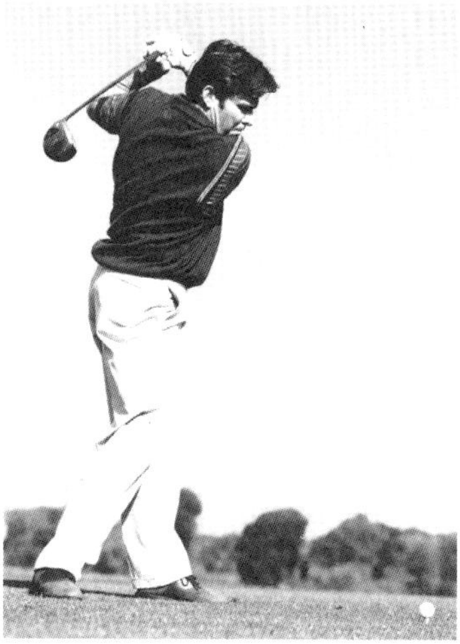

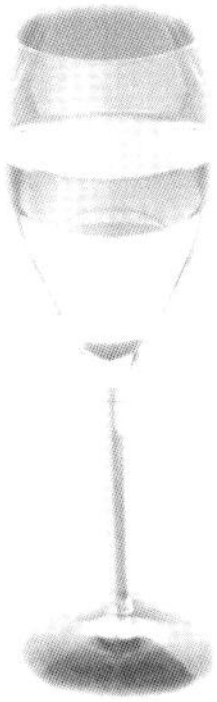

從心理因素上看，嗜酒可能破壞性伴侶，特別是夫妻間的性和諧。尤其是男子酗酒後出現的深而長的抑制期，會招致女性性伴侶的不滿。還有，嗜酒者的妻子有可能以取消性活動作為對其丈夫濫飲行為的懲戒，或者以此保護免受酒後丈夫的性虐待，或者以此作為對酒後丈夫缺乏溫情和體貼的報復。無論如何，這些都是因嗜酒引起的對性心態的破壞，因此，請君勿把亂性當助興。

吸烟能危害性功能

許多醫生統計發現，超過五十歲，百分之二十五以上的男子很少或者從未有過滿意的勃起。後來又注意到，許多患陽痿的人都有吸烟史；例如，南非某大學調查一一六名陽痿病人中，竟有一〇八人吸烟。為了弄清是不是吸烟引起陽痿，醫生作了實驗研究。

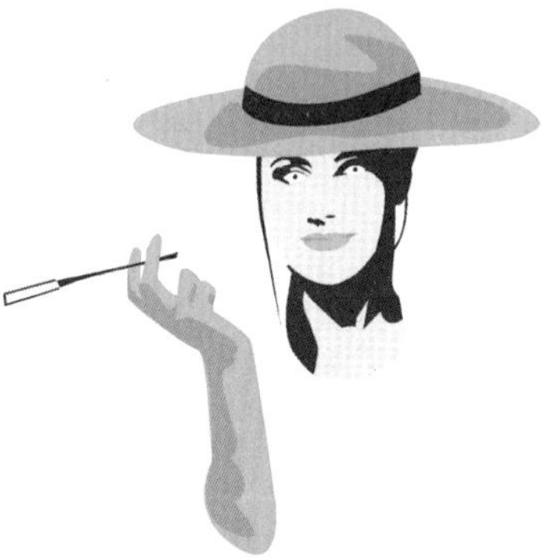

一九八六年，加拿大的邁克爾教授等採用了一種微型血壓表測量患有陽痿病吸烟的和不吸烟的陰莖動脈血壓，並做了其他綜合試驗，發現四例吸烟的陽痿病人中一例陰莖血液循環障礙，而十二例不吸烟的病人中只有一例陰莖血液循環不好。後來巴黎的歐洲陽痿研究中心也作了研究。他們對平均年齡四六・八歲四百四十名陽痿病人測定陰莖血壓指數，發現血壓指數〇・九一以上者，陰莖血液輸送良好，這些人中吸烟的比例較低，指數在〇・六五以下者，血液輸送較差，這組中吸烟比例較高。這些測定表明，吸烟引起血液輸送障礙，是一項重要因素。

損害陰莖血管功能的物質是尼古丁。美國有人進行過嚴格的實驗觀察，把四十二名男性分為三組，第一級吸尼古丁含量高的香煙，第二組吸尼古丁含量低的香煙，第三組吃薄荷糖。經過一段時間，在每個人陰莖上安裝一副測量勃起速度的裝置，三組均採用同一種性刺激方法，結果第一組男性勃起速度明顯慢於第二、三組。

最近還發現吸煙是造成男性不育症的重要原因之一。通常認為，能夠使妻子受孕的最低精子濃度是每毫升四千萬個，低於這一濃度就能產生不育症。

英國人維塔斯檢查過二百二十二名已婚不育男性的精液，結果發現完全不吸煙的一百二十七人平均精子濃度為每毫升六千三百萬個，活動精子占百分之六三以上，吸烟的九十五人平均為每毫升二千五百萬個，活動精子僅為百分之四十九，影響精液品質的原因是煙霧中存在某種抑制膽鹼乙酰基轉移酶活動性的物質，這種酶的功能是促進精子活動的；尼古丁能使腦垂體激素和睾丸酮水準降低，使精子數量減少。

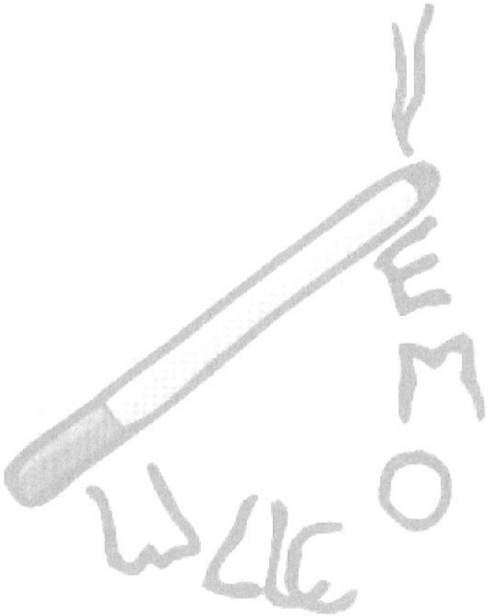

咖啡影響性能力

經過研究發現，咖啡有提神醒腦的效果，因為其成分中含有咖啡因。當然，含有咖啡因的不只是咖啡而已，綠茶、紅茶等也都有咖啡因。那麼，這類咖啡因，究竟對性愛有著什麼影響呢？在回答這個問題之前，必須先說明何謂提神醒腦的作用。

比方說，當人覺得頭昏昏沉沉時，喝杯咖啡或紅茶，情緒馬上為之清爽，這是因為其成分中的咖啡因刺激了交感神經所致。簡單地說，掌管日間所有活動的就是交感神經，只要刺激它就能恢復精力，一切變得更活潑。

這件事情從另一個角度來看，等於是壓抑副交感神經。由於交感神經和副交感神經屬於表和裏的關係，當交感神經活動時，比交感神經弱的副交感神經就受到壓抑。而副交感神經職司夜晚的生理、勃起等等與性相關的部分，因此咖啡因攝取過量，會對性產生負面影響。

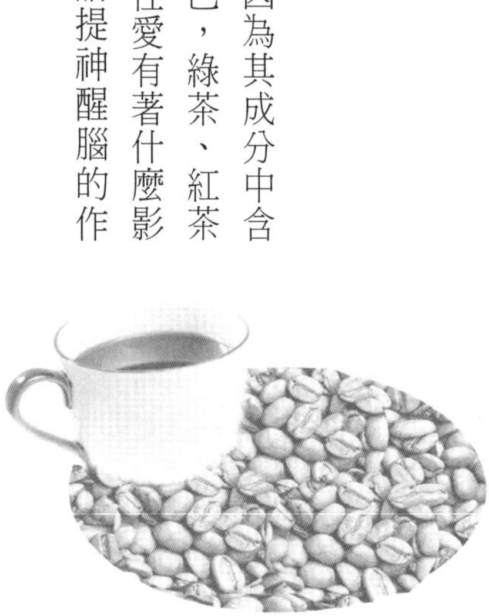

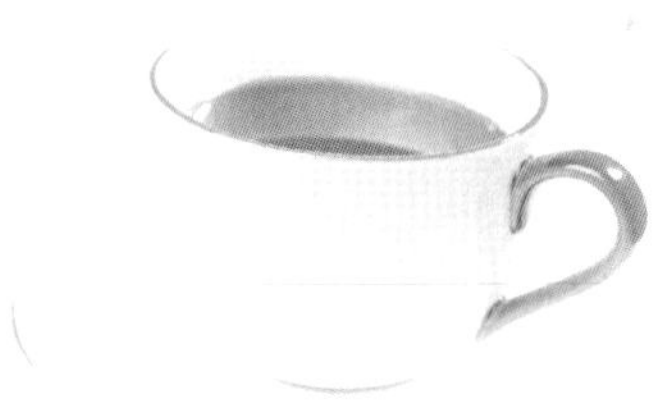

有關交感神經和副交感神經的植物神經功能，就是因為許多人不知道調整植物神經是性能力的關鍵之一。與其學會一些廣泛流傳卻無用的強化男性功能的方法，倒不如在此真正地瞭解有效的方法。

因此，平常感情起伏較大，交感神經容易興奮的人，特別在做愛前，最好不要喝些含咖啡因的咖啡等飲料，以免壓抑副交感神經，降低了性慾。

當然，這也依個人而有所不同。晚上累得一直想睡覺，連做愛都辦不到的人，傍晚時則不妨先喝一杯濃郁咖啡，其提神作用將可延續到夜晚，使你順利地進行性交，讓妻子或女友感到高興。重要的是，利用咖啡因類的提神作用，每個人的用法都不盡相同。

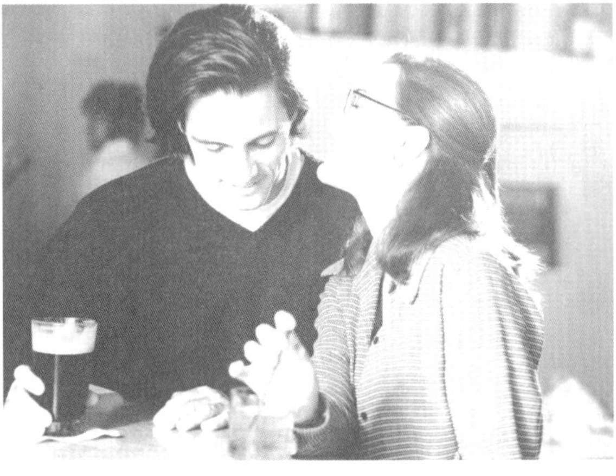

男人補腎當慎重

眼下，名目繁多的補腎壯陽藥物充斥媒體版面，更多的補腎壯陽藥擺上藥店的櫃檯，許多中老年人趨之若鶩。專家認為，男人補腎應該慎重，腎只是泌尿系統的重要器官，與性功能強弱沒有直接聯繫。

受中醫「十腎九虛」觀念影響，許多中年人認為，腎臟是影響性功能的最主要器官，把腎補好，才能提高性生活品質。有的患者性功能出現障礙，就認為是「腎」不行了，得趕緊補腎。然而，腎功能好壞與性功能強弱沒有必然聯繫，把腎補過勁了可能適得其反。

影響性功能的疾病很多，如糖尿病綜合症、心腦血管疾病、前列腺疾病、外傷等。一個人腎臟功能再好，得了上述疾病也會或多或少影響性生活品質，而一個人只有腎病沒有其他疾病，則對性生活沒什麼影響。還有些人到酒店也常點牛鞭、鹿鞭補

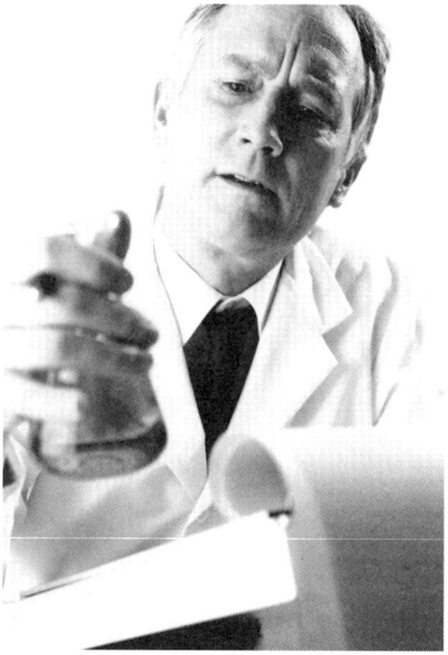

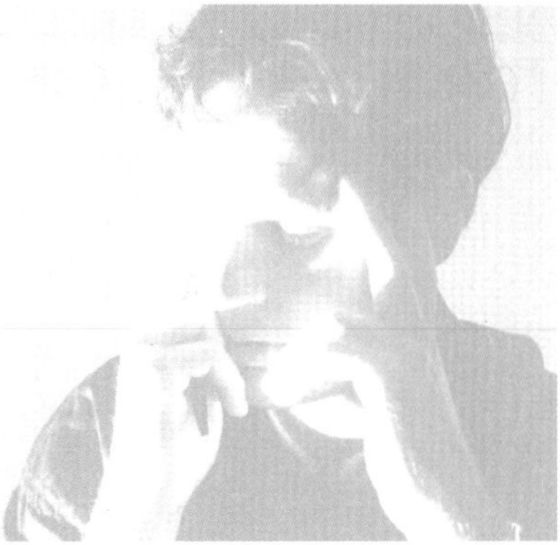

腎壯陽，專家認為過分追求補腎壯陽，也可能在短時間內起到一定作用，但前提是透支生命中可貴的東西，性功能有障礙就認為腎臟出毛病的觀點是錯誤的。有的性功能障礙患者是因為重度前列腺疾病造成的，只要治好前列腺病，性功能障礙就會掃除。

還有的患者是動靜脈漏，只要做個小手術，陽痿現象就會消失。患者不明白這些病理，一味去補腎，肯定不會有太好的效果。專家建議，有性功能障礙者最好到大醫院就醫，少花冤枉錢去買補腎藥。

中年人巧補腎

隨著年齡的增長，到了中年這個人生的特殊階段，生理、心理、社會多方面的原因，使人們有意無意地把「中年」和「開始衰弱」劃上等號。再加上滿世界的廣告都在宣傳「十

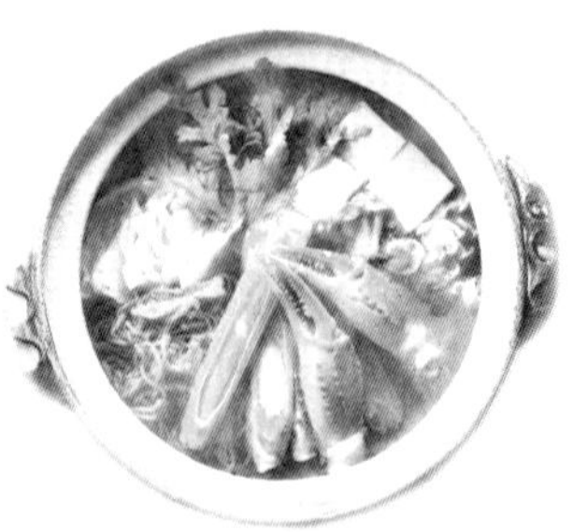

男九虛」、「疲勞就是腎虛」、「腎虛就要補腎」，使得不少疲於生計的中年人總覺得自己虛。為了獲得點心理安慰，不少人去買補腎的藥來吃。那麼，到了中年就一定得補腎嗎？

「虛」多是心理壓力大造成的

中醫的腎概念主要是從功能的角度來說的，涵蓋了人體的生殖、泌尿、神經、骨骼等各個組織、器官，起調節人體功能、為生命活動提供「元氣」、「原動力」的作用。而中醫的腎從西醫的角度來看是難以理解的，西醫的腎概念只是從解剖學角度出發的腎。

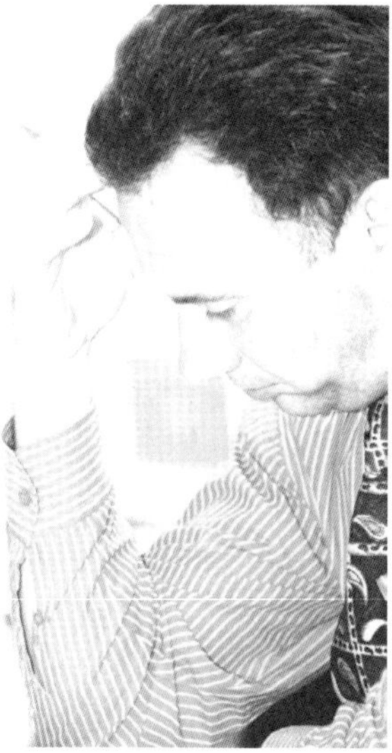

「虛」主要是功能低下、營養缺乏的結果

腎虛會表現出與腎相關的機能減退。比如腦子慢、不長個兒、性功能低下、容易骨折、貧血、憋不住尿、腰腿發軟等。這些也都是中年人常見的情況，但並不能一概而論，凡出現上述症狀就肯定是腎虛所致。臨床上，很多中年人找到大夫求助性功能低下如何解決，並強烈暗示要求補腎。其實再仔細探討他們的病情，大多是心理壓力

造成的。因此，遇到這樣的求助者，負責的醫生是不會給他開補腎藥的。

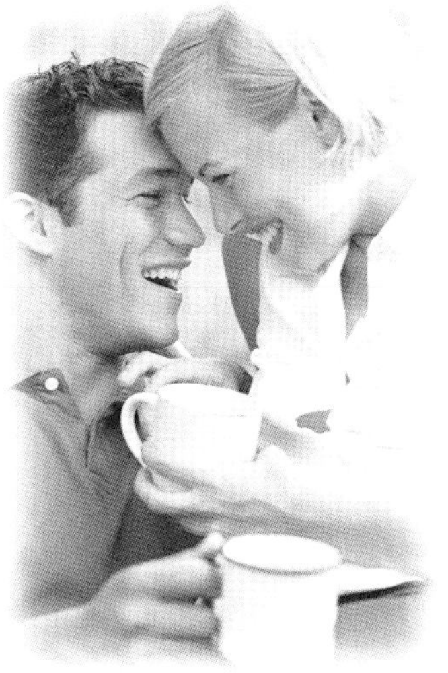

補腎有很多誤區

有很多人根本沒必要去補腎，疲勞、年齡都不是界定補腎的標準。本來不需要補腎的人吃了補腎藥，不但營養物質不能被補上，還給臟器平添了排毒的負擔。還有人認為「人到中年脾胃不好也要補腎」，這是欠妥的。「是藥三分毒」，補腎的藥對脾胃不好的人傷害更大，硬要補，身體不但吸收不了，反而有副作用。

不分「陰虛」還是「陽虛」，盲目補腎的做法是錯誤的

腎虛分「腎陰虛」和「腎陽虛」，「陰虛」表現為營養不足，功能亢進，因為「虛火」造成了人體內物質的過分消耗而導致陰氣不足，也就是「陽氣」的偏亢。中醫歷來強調人體的陰陽平衡，如果該補「陰虛」的時候補了「陽虛」或者反之，都會嚴重破壞人體平衡，加重病情。

豬腰花和牡蠣對補腎有益

保護腎氣的要領有三點：注意適度的運動、性生活和睡眠。適宜的運動能改善體質，活躍思維，強壯筋骨，促進營養物質的消化吸收，從而使腎氣得到鞏固；其次，性生活要適度，不勉強，不放縱；另外，充足的睡眠也是恢復精氣神的重要保障，工作再緊張，家裏的煩心事再多，到了睡覺的時候也要按時休息。一定要爭取做到這三點，否則吃多少補腎的藥，效果也不會好。

小知識

中醫常講「藥補不如食補」，我們常吃的食品中就有補腎的功能，比如，豬腰花、牡蠣、核桃。豬腰花和牡蠣含有大量的鋅，對補腎很有好處，核桃還有潤肺的作用，生食或者用一兩核桃仁配一斤白酒浸泡一個月，每晚少量飲用，也能達到補腎的效果。

民間還有「東北人參，江南海馬」的說法。這就是說，海馬和人參的滋補功效是齊名的，中醫裏有用海馬煲湯來補腎的方子。當然，如果懷疑自己腎虛，還需要專家的最後確診方能開始藥補，這是最為保險的方法了。

創造「性福」生活的食物

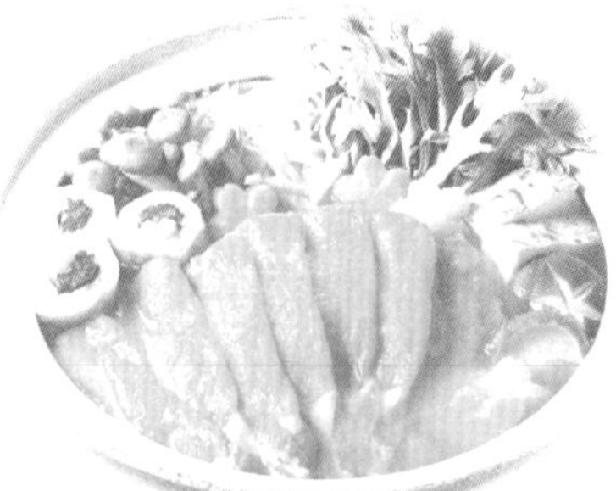

民間流傳許多食物富含精力元素，如鰻魚、龜、蝮蛇之外，還有生蛋、山藥、紅葡萄等為代表。此外，還有不少人在性交前飲用所謂強精劑等飲品。然而，這些食品究竟具有何種效力，實在令人費解。鰻魚含有豐富的黏蛋白，稱為澡脂的氨基酸和核糖核酸，蝮蛇也是富含維生素E及氨基酸的食物。這些食物並不適合每天食用，但也不能因偶爾食之，就認為其具有即效性。

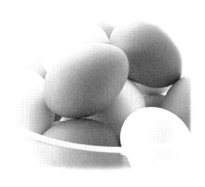

為追求精力旺盛的性生活，必須從每天的飲食生活著手，營養均衡的正常飲食對身體才有真正幫助。強化性交精力最具效果的基本食品是具有提升副交感神經興奮性效果，磷脂質含量豐富的食物。動物、魚骨中含有豐富的磷脂質，

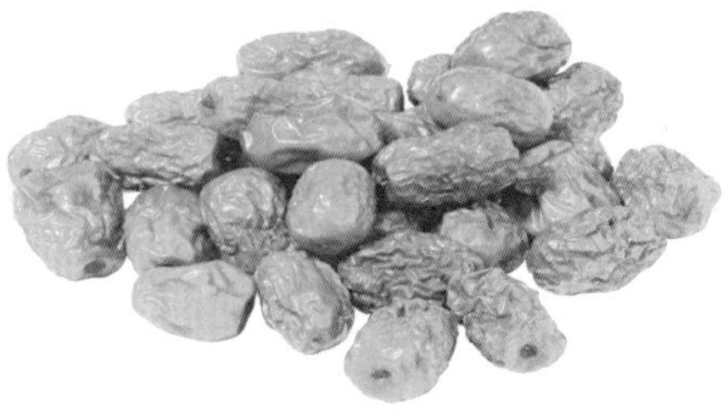

常見的食物如小魚乾、雞等。蝦米、螃蟹、蛤蜊等魚蝦類所含豐富的核酸，是製造遺傳因素與精子時不可缺少的物質，沙丁魚、青花魚等青魚類所含的物質，可防止血液中的膽固醇沉積，對於預防性交大敵「肥胖」頗具效果。此外，維生素、纖維素，對於提升精力也有很大的助益。殼類、水果、蔬菜等食物，對於創造健康的性生活也有顯著的效益。

核桃、紅棗屬增強性慾的食物。核桃味甘，性平，含蛋白質、維生素（A、B、B_2、C、E）、鈣、磷、鎂、錳及鋅等均有助性功能的營養物質，有健腎、補血、益胃、潤肺等功能。可用於腎虛腰膝冷痛、陽痿、遺精、尿頻、女子白帶。大棗（紅棗）味甘，性平，含蛋白質、糖、黏液質、維生素（A、B_1、B_2、C）、鈣、磷、鐵等均有利性功能，大棗有催情作用。氣虛腎虧的婦女常吃紅棗，可增強性慾。

我國民間還流傳著新婚晚餐吃煎雞蛋的習俗。新婚性生活頻繁，體力消耗較大，食用雞蛋可以幫助恢復體力。雞蛋味甘，性平。含蛋白質、脂肪、多種維生素、鋅、鈣、磷及鐵等。能養心安神、補血、滋陰潤燥。蛋黃的鋅含量比蛋白高五倍，可補中益氣，養腎益陰。鋅是性成熟的營養素。

除我國認為雞蛋是強性食物外，國外亦有這方面的認可：印度人主張夫妻在性生活之前應多食雞蛋、牛奶、蜂蜜煮成的大米粥。阿拉伯人在婚禮前幾天就以「吃蔥炒雞蛋」為主，以保證新婚之夜的性愛美滿。因為蔥可以幫助人體性激素的正常分泌，所以，蔥炒雞蛋作為助性食物是有科學根據的。

遠在古羅馬，人們就發現魚類特別是鯊魚肉是增強性慾的理想食品，一直被當成性催化劑。現代醫學證實，泥鰍具有養腎生精之功效，這是因泥鰍肉含有一種叫「河洛克蛋白質」，有促進精子形成的作用。

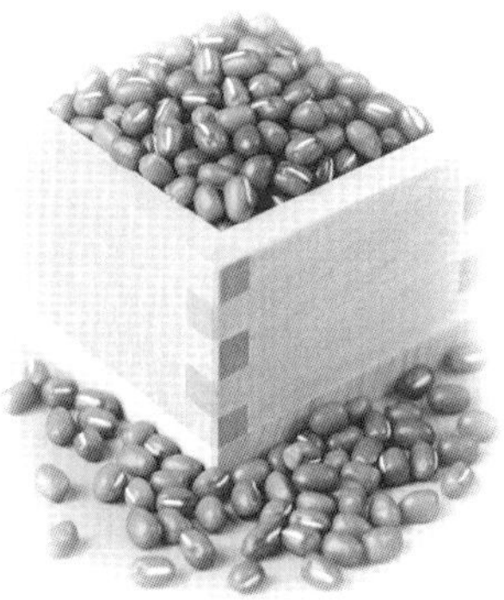

「性」趣盎然的飲食偏方

由飲食來調節性功能已不是稀奇事，但是，世界各國所採取的飲食不同。下面我們看一看各個國家的人都吃什麼來調節性功能。

多吃巧克力

法國人普遍喜愛喝芹菜的巧克力湯，西班牙人則把巧克力當成是刺激性感的食物。他們都認為，巧克力中的能量和興奮物質可以導致人的新陳代謝更加旺盛。

多吃鮮蝦、麻雀肉

鮮蝦、麻雀肉在中醫裏都屬於補腎的食物，它們的滋腎壯陽作用早就得到了共識，可以溫暖身體，增加精力，對性慾低下或是性功能弱的人尤為適宜。

多吃蔥、韭菜食物

能夠增強性生活能力的不僅僅是動物類食物，一些看似很普通的食物也有助性的作用。比如說蔥，就可以促進人體性激素的分泌。韭菜又被叫做起陽草，是一種生長力旺盛的植物，顧名思義對於性功能有促進作用。

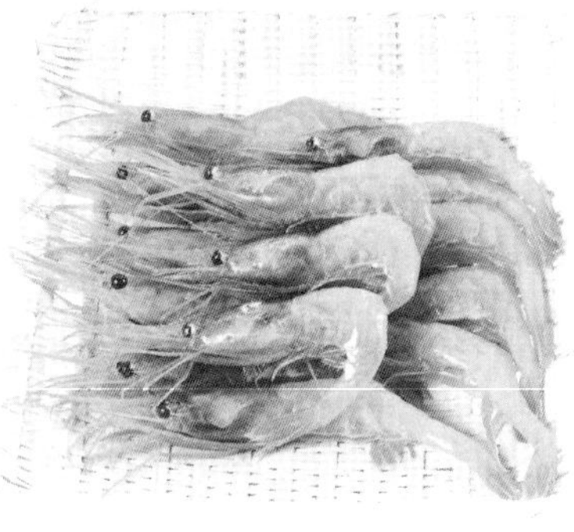

多吃松子

松子也是一種傳統的壯陽食品，特別對疲勞感強、有貧血傾向的男性以及缺乏勃起力度的人更有效。松子可直接食用，也可以煮粥食用，每天只吃一點即可。

多吃龍眼肉

龍眼肉又稱桂圓，對於體質虛弱的男女都有強身助性的作用。

教你吃得「性」致勃勃

當你明白食物中所含的養分對你的性生活有影響時，你會無動於衷嗎?某些食物與營養素能夠促進性慾、調節性感和滋養性功能，這是現代醫學和營養學早就有理論支持的。這一類的研究進行到今天，已經先後

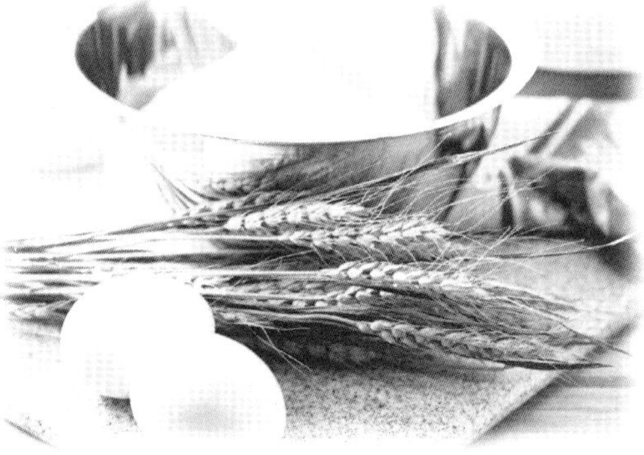

發現不少能使人吃出性慾的食物，它們是：

富含維生素E的食物

維生素E被認為是一種性維生素，食物來源有麥芽油、堅果、小麥、小米和蘆筍等。嚴重缺乏維生素E會導致陰莖退化和萎縮、性激素分泌減少並喪失生殖能力。常吃富含維生素E的食物能預防並改善這種狀況。

海產品

魚、蝦、貝殼類、海藻類食物，沿海地區的居民經常吃，因此，他們大多子孫滿堂。其實，在古羅馬時期，人們就發現，海產品是滋養性慾的理想食品，特別是鯊魚肉，它作為性愛的「催化劑」至今仍享有盛譽。科學研究證明，海產品含有豐富的磷和鋅等，對於男女性功能保健十分重要，有「夫妻性和諧素」之說。一般而言，凡體內缺鋅者，男性會出現精子數量減少且質量下降，並伴有嚴重的性功能和生殖功能減退，而女性則發生體重下降、性交時陰道分泌液減少等症狀。另外，海藻含碘量超過其他動植物。而碘缺乏或不足會導致流產、男性性功能衰退、性慾降低。因此，即便不能經常吃海鮮，也要經常吃些海帶、紫菜、裙帶菜等海藻類食物。

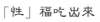

蜂蜜

蜂蜜中含有生殖腺內分泌素，具有明顯的活躍性腺的生物活性。因體弱、年高而性功能有所減退者，可堅持服用蜂蜜製品。

果仁

性學專家發現，在某些經常吃番瓜子的民族中，極少有前列腺疾病發生。這是因為番瓜子中含有一種能影響男性激素產生的神秘物質。此外，小麥、芝麻、葵花子、核桃仁、杏仁、花生、松子仁等也對增強性功能有幫助。

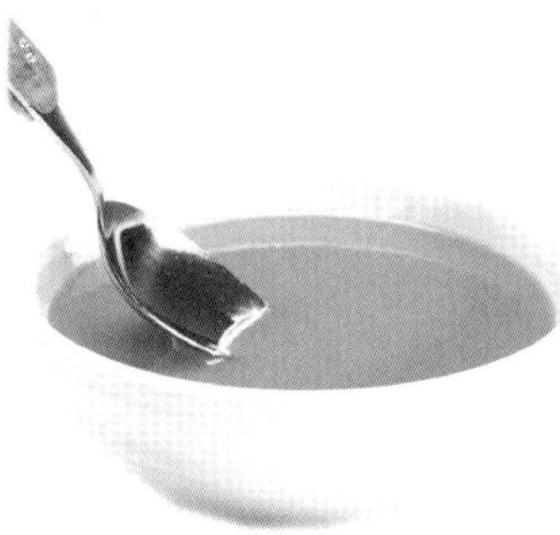

巧克力

巧克力不僅僅是一種使人快樂的食物。早在數百年前，墨西哥原住民阿茲特克（Aztec）人就發現巧克力裏所含的可可果實具有非凡的壯陽功效。現代營養學家認為，巧克力所含的成分能穩定神經並有助開放感官，讓人們更享受兩性之樂。在西方諸國，自十五世紀以來，巧克力就被視為激發性愛的營養食物，尤其是西班牙人，世代把它當作一種刺激性慾的藥物。所以在做彌撒前，教堂內嚴禁食用巧克力。

富含維生素B_1、B_2、B_6的食物

凡富含維生素B_2、B_1、B_6的食物如豆類、穀類和乳酪，以及富含鋅、鎂、錳等礦物質的食物如牡蠣、堅果、菠菜、番瓜等，都是能增強性功能的保健營養食品。辣椒、桑椹、蘑菇、黑麥餅、驢肉、狗肉等在這方面也不遜色。

只要把握正確的營養搭配，日常飲食也可吃出性慾來。對於很多人來說，真正的靈丹妙藥就在合理的飲食中。科學地從飲食中攝取某些營養物質，就可以使男女性愛達到理想境界。

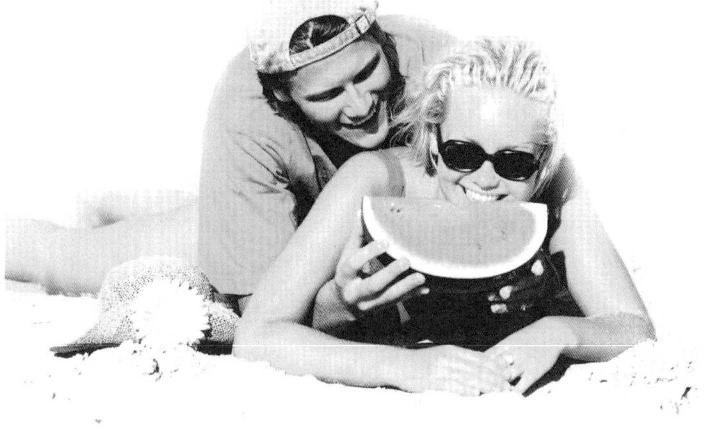

女人享受高潮吃出新「性」趣

人吃五穀雜糧，生命的動力，就來自食物的能量。所以說，想要盡情地翻雲覆雨，女人不但要加強體力，平常吃得營養一點之外；在預約浪漫的夜晚來到之前，最好還能夠多吃點助性食物，讓氣氛更加火辣唷！

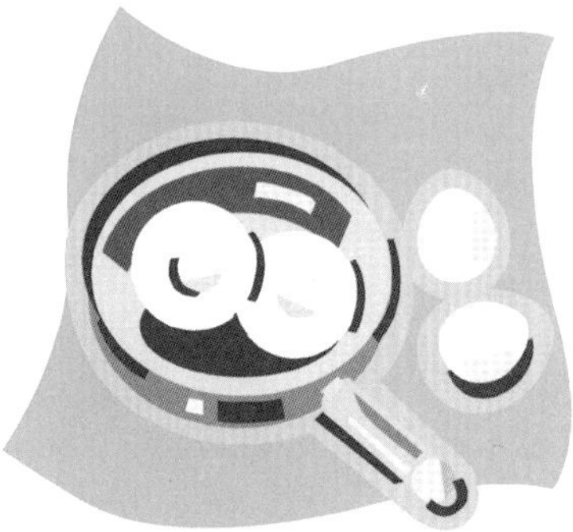

蜂蜜

不愛吃深綠色葉片蔬菜的女性朋友們，多吃蜂蜜可以幫助身體吸收製造雌激素的硼（boron），有助於增加身體的內分泌調節正常。不時來一杯蜂蜜檸檬汁或紅蘿蔔蜂蜜汁，更是有助於養顏美容呢！

巧克力

愛的象徵「巧克力」，本來就含有刺激神經訊息傳導的成分，這種成分可以增強人體的感官功能，對任何微小的情緒變化，都能夠強化放大。因此，對羞於表達情感的女性來說，巧克力的確是幫忙散發愛意的情慾食物。

燕麥片

燕麥片含有豐富的纖維質和維生素B群成分，能夠幫助身體消化吸收功能正常運作；維生素B群還能夠解除壓力，因此，對於工作緊張的現代女性來說，確實是一種營養不發胖的健康好食品。平常多吃燕麥片，自然就能夠在床戲的時候，充分展現好身材，盡情享受最高潮了。

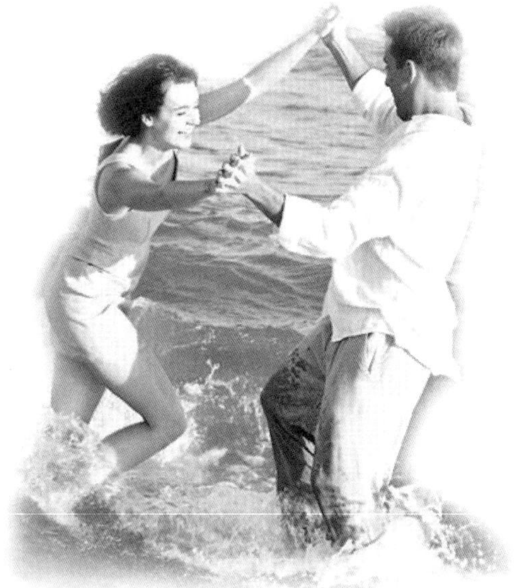

從今天起，不要擔心自己的老公有外遇，加強自己的女人魅力，自然就能讓另一半離不開你。不需要高貴補品，也不需要秘藥偏方。只要蜂蜜、巧克力、燕麥片這三樣健康的食物，就能夠讓你的身體充滿愛的能量，同時也讓你的他燃起熊熊的愛火！

巧吃使你「精益求精」

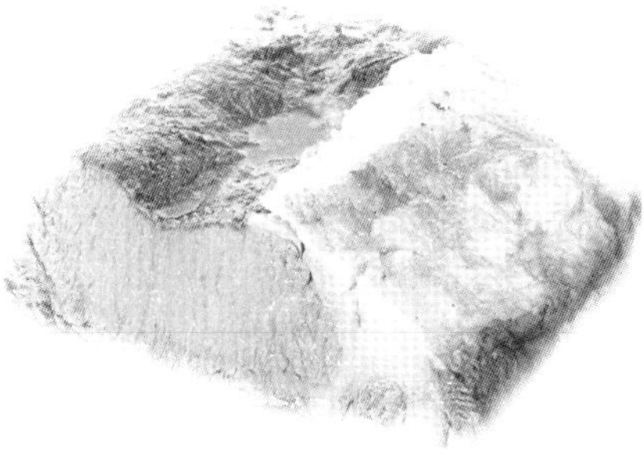

對於希望懷孕的人來說，精子的品質是男女雙方所關心的問題，如何獲得高品質的精子，從而使自己的孩子在「先天」佔有較大的優勢，是準備懷孕的夫婦努力要達到的目的。精液中的主要成分有優質蛋白質、精氨酸、維生素類、微量元素等。所以，調補精子要依次而進補。

進食優質蛋白質與精氨酸食品

優質蛋白質是形成精液的主要原材料。含高蛋白質的食品有瘦肉、豬脊髓、狗肉、牛羊肉、雞鴨、蛋類、魚蝦、豆製品等，精氨酸是產生精子的必要成份，缺乏時可以發生少精症。含精氨酸的食物有鱔魚、黑魚、海參、蹄筋、豆製品、瘦肉等。

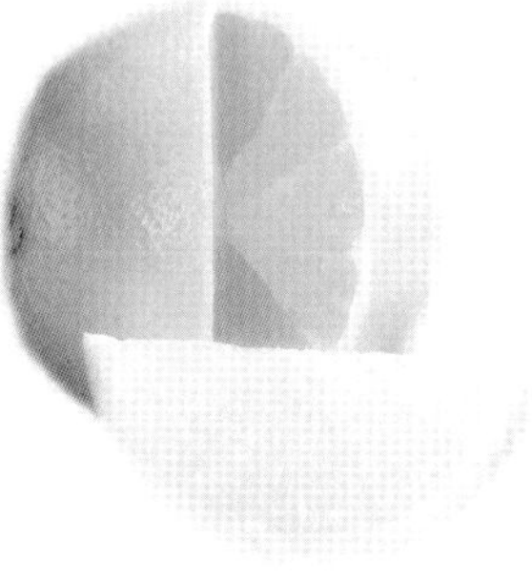

補充各種維生素

維生素類有為精子提供原料、促進精子生成、保持性器官不受侵害等作用。其中維生素E與生殖系統關係最為密切，具有防止性器官老化，使空虛的輸精小管再生，以及增強精子活力的多種作用。含維生素E食品多在加工中被破壞，故可服其製劑，如維生素E膠丸等。其他維生素富含於大眾蔬菜之中。

增加各種礦物質特別是微量元素的攝入量

人的睪丸、前列腺、精液本身都含有很高濃度的鋅，鋅的長期攝入不足，將會造成精子稀少和睪丸萎縮。高鋅食品以貝殼類動物為主，如牡蠣含鋅最多，可以多吃。

適當增加一些富含性激素的食物

如羊腎、豬腎、狗睪丸、牛鞭、雞肝的攝入，能促進精原細胞分裂和成熟，對生精很有益處。

男性的蜜月進補調理方案

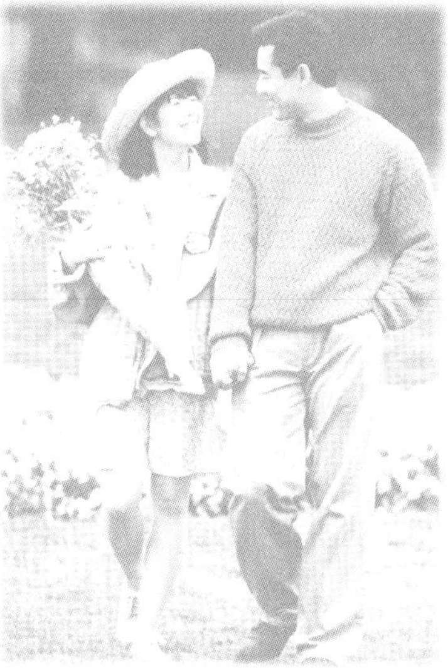

在新婚蜜月裏，新郎最容易出現非病理性的陽痿或早洩，從而為自己的新婚生活的重要內容——性生活帶來諸多的不諧調。若是遇上不懂醫學知識的新娘，言語中的責難更會增加其心理上的負擔，進而加重症狀，甚至於因此而影響夫妻關係。故而在新婚期間適當的進補對新郎來說是非常必要的。那麼，新郎該如何進補呢？

要以睡補神

作為準新郎，你在新婚之前大可不必事必躬親，給自己帶來過分的勞累。在興奮和歡愉中也一定要注意休息，當發現身體有疲勞的徵兆時，不妨把手頭的事暫時放下來輕鬆一番。寧可把婚期往後推些日子也不要打疲勞戰；寧可把婚事辦得簡單一點，也不要為把婚事辦得熱鬧非凡而暗耗神氣。要學會忙裏偷閒，以逸待勞，要保證有充足的睡眠時間。此為補神的最佳方法之一。

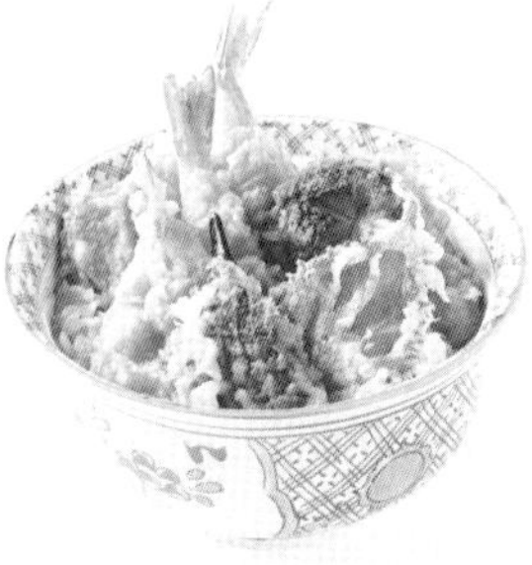

以食補氣

人的中氣充足，全賴於飲食提供足夠的能量。多吃一些富含高蛋白的食物，如雞、魚、肉、蛋可以彌補勞累對中氣的耗損；維生素E能調節人的性腺功能；微量元素鋅是夫妻生活的調節劑，多食綠色蔬菜、動物肝腦、植物油、青豆等食物可以補充它們的不足。

蜜月旅行中最應注意飲食的衛生和品質，切不可因出門在外而將就，否則，營養不足或胃腸疾病將會使你神疲氣短。這一點做新娘的也應當注意，不可忽視丈夫的飲食。

以藥補精

新婚燕爾，房事過頻，往往會導致新郎暫時性的腎精虧損，出現失眠、多夢、腰膝酸軟、遺精、早洩等症狀。因

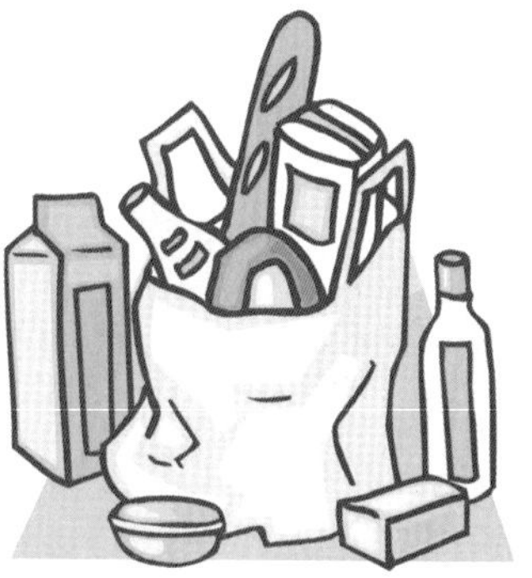

此，做妻子的適當讓丈夫服用一些補腎強精的藥物就顯得很有必要。一般說來，在婚前一個月可適當的服一些六味地黃丸、補腎強精片，婚後一～二月可服人參養榮丸，症狀嚴重的可服用男寶之類的性保健藥品。此外，枸杞燉豬腰湯、海參燉黑芝麻湯等食品也是良好的食療補腎處方，也可適當選用。不過，值得注意的是開源還需節流，補腎光靠補還不行，重要的是還要注意適當控制性生活的數量，提高性生活的品質，這對夫妻雙方的身體健康和生活幸福都是有益的。

男性更年期症狀的飲食療法

長期以來由於男性更年期比女性發生的遲，一般來說在五十～六十歲，男性更年期發病緩慢，症狀也很輕，所以，容易被人們忽視。

男性更年期在體態方面表現為，全身肌肉不如年輕時那樣發達強健，皮膚脂肪較前豐富，顯得身圓體胖，體重明顯增加，所謂「發福」，對

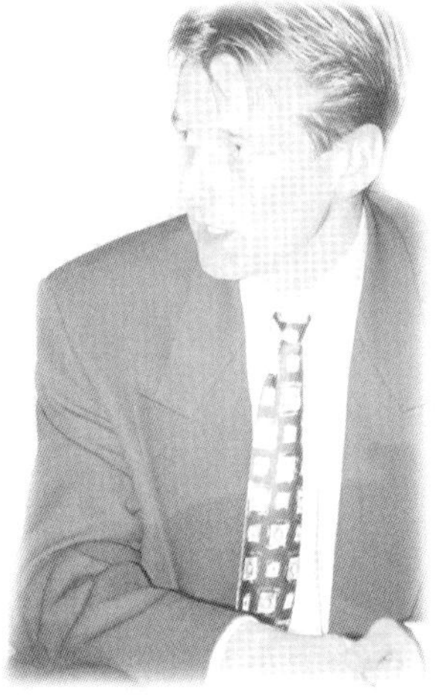

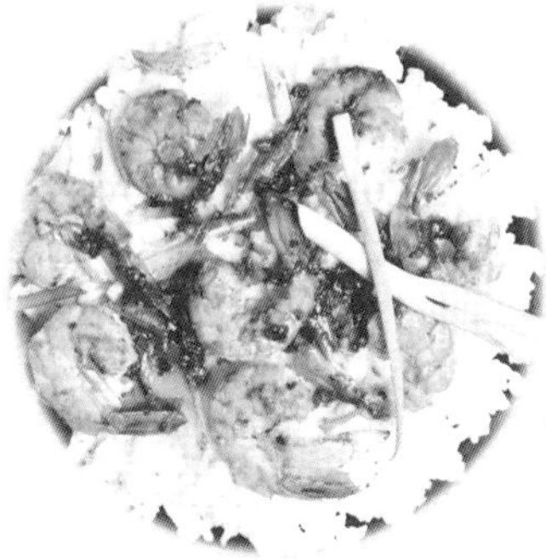

此現象長期不加注意，十分容易給老年男性帶來身體上的影響。但這些症狀如果在飲食方面稍加注意，則可以完全避免，因此，飲食對更年期的男性來說是極為重要的。

多吃富含蛋白質、鈣質和多種維生素的食物

要減少食用含糖量高的食物，多吃富有蛋白質、鈣質和多種維生素的食物，注意合理營養；雞魚、兔肉易於吸收，可適當食用；豆類及其製品，不僅含有大量植物性蛋白質，還是人體必須的微量元素的「倉庫」；鮮蔬菜可提供大量維生素，應作為主要菜譜。還應注意保持低鹽、清淡、葷膩適度，不暴飲暴食。晚餐不要過飽，有條件時每天吃一～二茶匙蜂蜜。

多吃改善增強性腺功能的食物

大部分男子進入更年期後會出現機能衰退，性慾減弱。許多人為此苦惱，並尋找治療方法，以便延長性機能活動。上了年紀的男子性事不能過度，但也不能沒有。若長期沒有性生

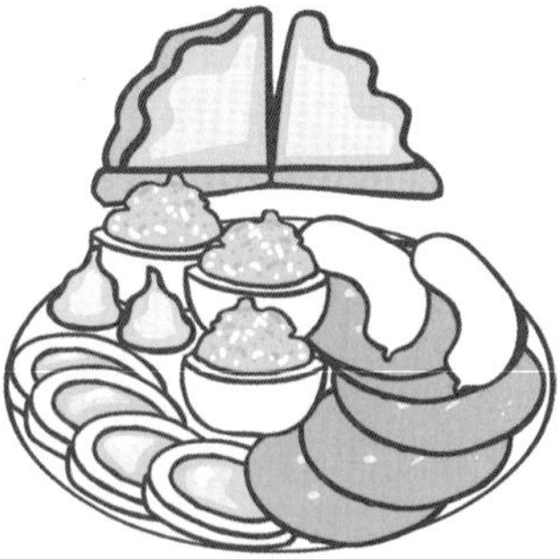

活，會使精液的產生能力下降。因此，性事要正常化，它的週期因人而定。

在飲食方面，提倡多吃一些能增強性腺功能的食物，一般當性腺功能改善後，就可減輕男性更年期的各種症狀。

能改善增強性腺功能的食物有：蝦、羊肉、麻雀、羊腎、韭菜和核桃等。可以採用羊肉肉蓯蓉粥、肉蓯蓉精燉羊肉、杜仲爆羊腰、冬蟲夏草清燜鴨，蝦炒韭菜，核桃仁炒韭菜，麻雀粥，人參酒，一品山藥等。

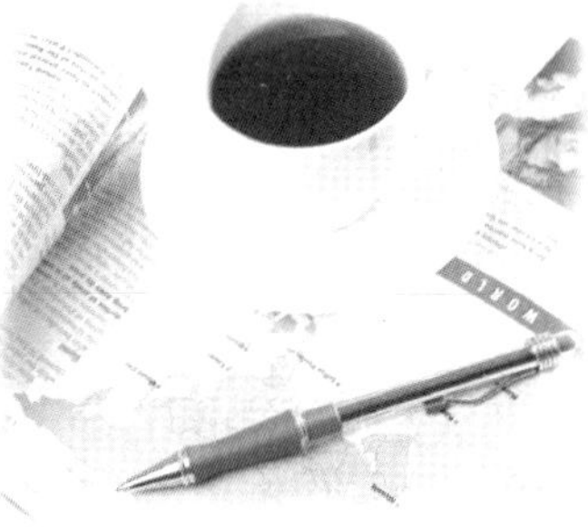

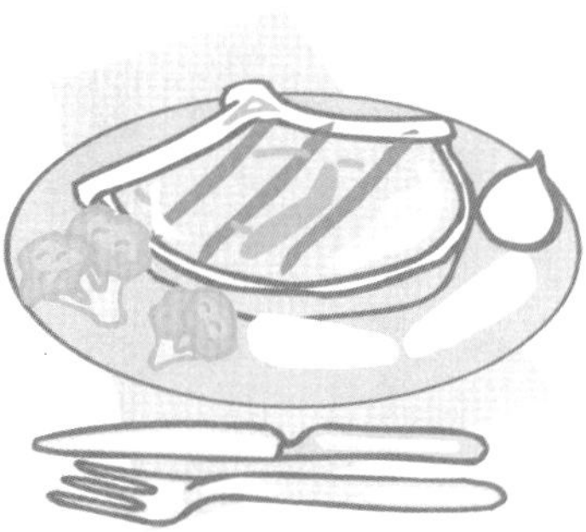

男性更年期大多表現出精神、神經方面的症狀，如煩躁易怒、失眠頭痛、記憶力減退，容易緊張、倦怠、心血管功能不穩定。因此，要多吃一些改善神經系統和心血管疾患的食物。

多吃改善神經系統和心血管功能的食物

改善神經系統和心血管功能的食物有：羊心、豬心、山藥、核桃仁、大棗、龍眼、桑椹、茯苓餅、參棗飯、桑椹蜜膏、核桃仁粥、糖漬龍眼，玫瑰烤羊心等。實踐證明，以上各種食物對治療頭痛、頭暈、乏力、心悸、氣急、手足發涼發麻等症都有較好的效果。

另外，要少飲酒、少吸烟，最好不飲烈性酒、不吸烟。因為酒精和尼古丁會對中樞神經系統帶來不良的影響。

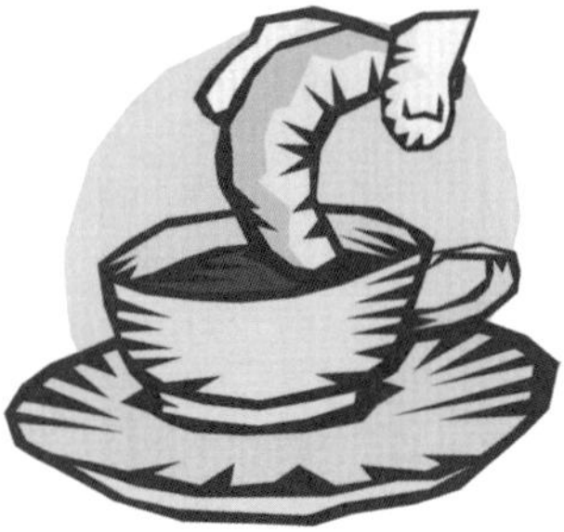

老年男性補充雄性激素利少弊多

男子到了老年以後，由於睾丸的功能逐漸降低，使得雄性激素的分泌逐漸減少，會出現性功能的減退。那麼，是否可以透過補充雄性激素來改善性功能呢？

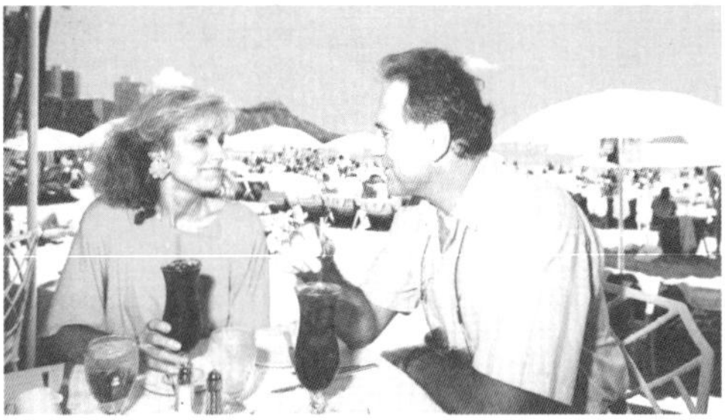

對於一般內源性睾丸酮分泌正常的男子來說，外源性地補充雄性激素並不會增強性慾和性交能力。而長期大量或中等劑量應用雄性激素，反而可由負反饋機制抑制下丘腦—垂體—睾

丸軸系，使得睪丸逐漸萎縮，精子生成減少或者消失。

對於老年男性來說，體內睪丸酮分泌減少，從外源性補充睪丸酮，無論從理論上講還是實際調查結果來看，似乎可以提高部分老人的性生活能力。但深入進行研究後發現，並不能證實雄性激素對老年男子性功能肯定有增強作用。

其理由是：當給這些人服用無任何藥理作用的安慰劑量，並暗示受試者，使他們認為所服之藥就是睪丸酮，他們同樣也能收到一定性功能增強的效果。因此，醫學專家認為，上述部分人性功能有改善的現象，實際上是他們對睪丸酮的迷信，即心理上深深信賴的結果。

隨著年齡的增加，男性體內性激素的水準下降速度比女性緩慢得多，大多數男人可以順應這一變化。而老年男人絕大多數是有過長期性經歷的，由長期條件反射仍可保持一定的性功能，這就不同於先天性睪丸發育不全的性功能低下者。若對老年男性長期應用雄性激素，一則效果不會恒定，二則會對健康帶來威脅，容易引起前列腺增生或外源性雄性激素在體內被代謝為雌激素引起男子乳房的女性化。

總的說來，老年男性輕易使用雄性激素製劑利少弊多。

當然，也有少數男子，雄性激素水準隨年齡的增長而下降速度過快，不到老年已降至很低水準。有些男性過五十歲以後，體力漸衰，性機能減退，並出現頭暈目眩、多愁善感等一系列男性更年期的症狀，此時，適量使用雄性激素，以提高血液中雄性激素的含量，可改善其更年期出現的抑鬱、焦慮、頭痛、失眠等症，也可提高其性慾衝動。對於這種類型的人，補充雄性激素是可以考慮的，但分寸不易掌握，須在醫生的指導和嚴密觀察下使用，避免發生副反應。

目前醫學界對老年男子補充性激素的研究尚不成熟，例如，適應症怎樣掌握、療效的客觀指標如何制定、副反應怎麼有效防止等問題，均未得到確切的答案。

相信，隨著醫學科學的發展，上述問題總有一天會找到妥善的解決方法，並真正取得實質性的進展。

女性飲食與性保健

通常體重略高的女性比控制飲食身體過瘦的女性更健康。因為後者往往缺乏各種維生素和礦物質。如果要

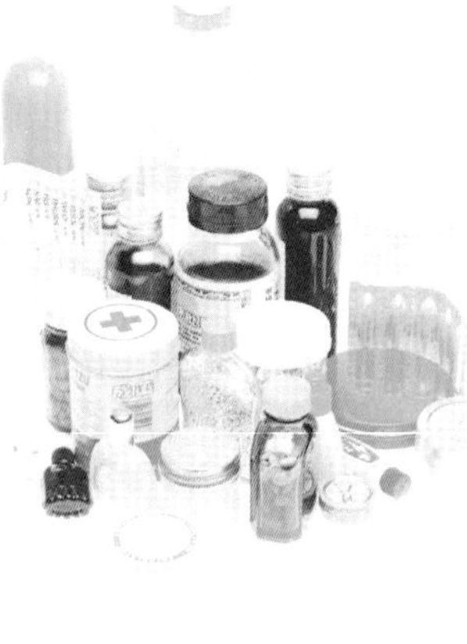

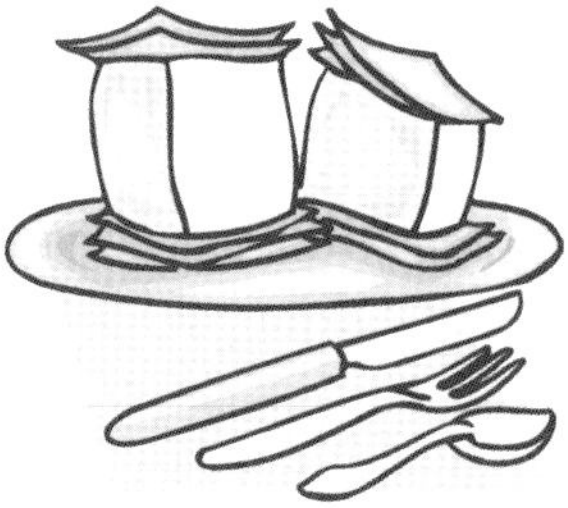

想使身體的各種功能正常，又不超重，那就要注意膳食平衡，並要堅持做性保健操和適當的其他運動。

就吃飯來講，每日四餐最為合理。內容力求多樣化，要吃新鮮的乳製品、魚、肉、水果、蔬菜、堅果和穀物等，少吃冷凍、罐頭和加工精細的食品。月經過多的女性要多吃瘦肉，每週吃一次豬肝，多吃含鐵較多的蔬菜。

另外，蔬菜沙拉可增加人體對肉和魚中的鐵的吸收。

高標準營養

飲食結構合理的女性，完成性保健操的速度較快，身體結實健美。為此，應攝取高品質的蛋白質，如多吃瘦肉、鮮魚、去脂牛奶，每週吃二～三個水煮雞蛋、一百克豬肝等。再就是多吃水果和蔬菜。多吃粗米、粗麵和植物油；少吃精白米麵和油膩食品。每日早餐要有足夠量的蛋白質。

熱量的控制

每日只攝入身體所需熱量的飲食，即含熱量九一九六～一〇〇三二千焦的飲食。

吃得過多熱量超標，體重就會增加，吃得過少，體重則會下降。做性保健操必須學會調節熱量的攝入，控制體重，因為肥胖者性敏感較差，影響鍛鍊效果。一些身體較豐滿的女性，要注意腹壁不能過厚，髖部側沿不要超過腰部側沿十公分。

維生素

維生素C和維生素B對性功能有重要影響。研究證明，缺乏維生素B，可引起煩躁和性慾減退，如不及時補充，症狀則會加重。因此，要吃粗米、全麥麵粉和雜糧，每週還應吃一次動物肝臟。維生素C的攝入主要依賴水果、蔬菜。如果正在服用避孕藥，那就要補充較多的維生素C，以保護肝臟和性功能。維生素E和維生素D可由吃全麥麵、植物油、動物油和動物肝臟獲得。維生素E能促使陰道分泌物增加，增強性功能。維生素D利於骨骼健康。

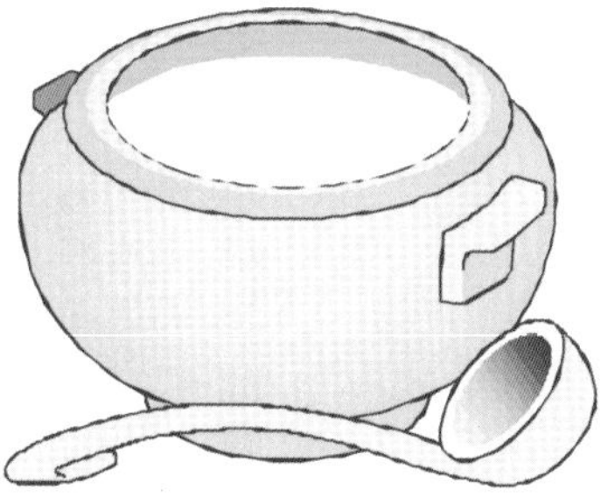

脂肪

脂肪是人體合成性激素的必要成分，也是脂溶性維生素A、D、E、K的溶解劑，不可缺少。一般說正常飲食即能滿足人體對脂肪的需要。烹調用油以植物油為好，少吃豬油、牛油等動物油脂。

脂肪不僅能使皮膚滋潤光滑，更重要的它是腦及神經系統的重要組成部分。而神經纖維具有傳遞快感及其他各種感覺的神經衝動的功能。因此，脂質與性功能密切相關，平時必須注意攝取適量的含脂肪的飲食。

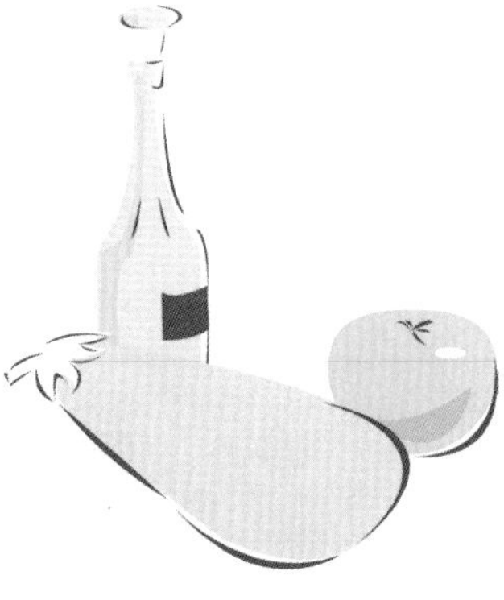

礦物質

礦物質人體不能製造，必須從飲食中攝取。一般說來，只要不偏食，是不會缺乏的。礦物質同維生素一樣，是維護人體生命活動和各種生理功能不可或缺的營養素。鎂、鉀、鈉、鈣、硒、碘、銅、錳、鐵、氟、硫、磷、鋅、鉻、鈷等皆為人體必需，不可攝入過多，也不可缺乏。如若缺乏，就要遵醫囑適量補充。

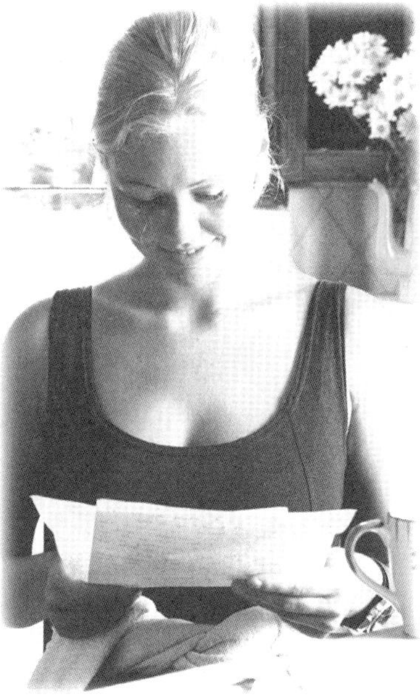

常服避孕藥的婦女飲食巧調節

由於各種類型的口服避孕藥都是激素類藥物，長期服用，會在不同程度上導致婦女體內某些維生素的缺乏或不足，影響育齡婦女的健康。

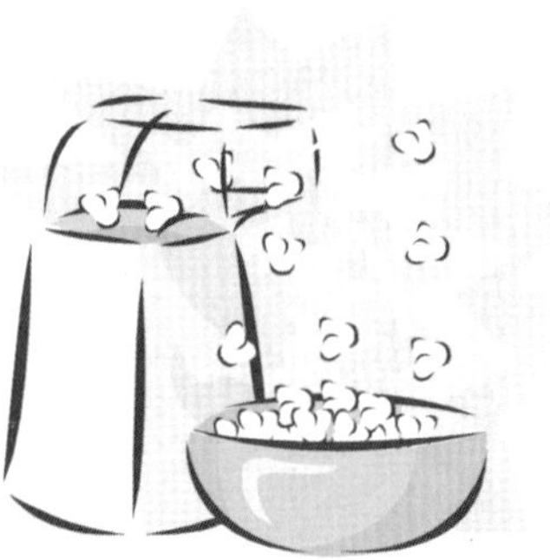

據有關研究資料表明，婦女口服避孕藥主要可引起維生素C和B群維生素缺乏。而婦女體內維生素B_2缺乏或葉酸不足，容易發生口角炎、舌炎、脂溢性皮炎、角膜炎、腹瀉和巨紅細胞性貧血及白細胞生成減少等病症。同時，口服避孕藥婦女患維生素B_6和B_{12}缺乏症也較普遍。

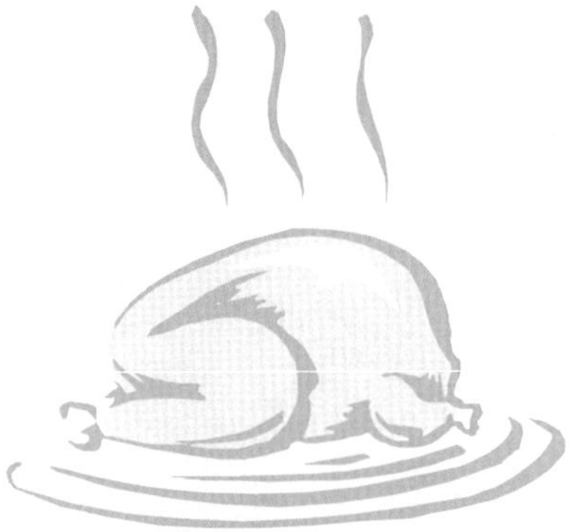

此外，因服避孕藥而發生維生素C缺乏的婦女，可發生鼻衄、牙齦出血、皮下出血、結膜下出血及面部出現黃褐斑等病症。為此，口服避孕藥的婦女應適當多吃些動物

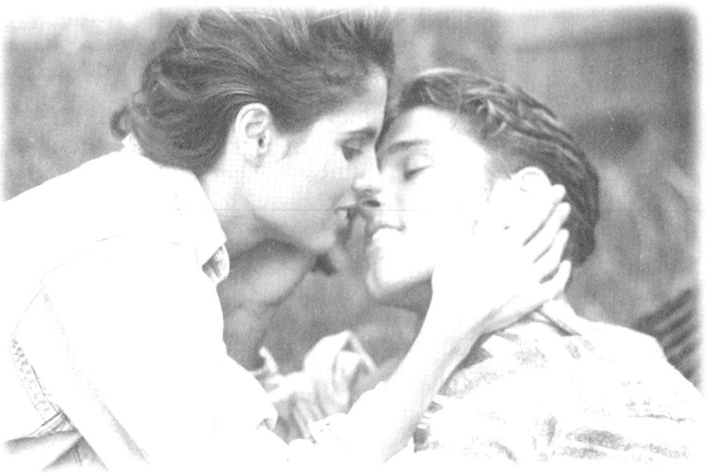

內臟，如肝、腎、心、瘦肉和蛋黃，乳類、豆類以及黃綠蔬菜、水果，補充B群維生素及維生素C，並注意烹調方法，以減少維生素的損失。

近年來，國外醫學研究揭示，育齡婦女在停服避孕藥而恢復生育的時候，容易導致體內維生素B_6、葉酸的缺乏，應及時補充糾正，以利優生。故停藥生育的婦女宜適當吃富含葉酸的動物肝、腎、蘿蔔、馬鈴薯、扁豆、捲心菜等。

據美國營養學家研究發現，長期口服避孕藥的婦女，在懷孕分娩時，乳汁中缺少維生素B_6，致使嬰兒因缺乏維生素B_6而發生尖叫，肢體震顫甚至全身痙攣等。因此，停藥生育婦女應當吃些富含維生素B_6的大豆、花生、葵花子、香蕉、核桃、動物肝臟、蛋黃、魚類及粗米麵，以利優生。

女人的特殊時期巧飲咖啡

想懷孕婦女

喝咖啡（每天一杯）、喝酒、又想懷孕的女性，懷孕的機率比不喝咖啡、不喝酒的女性低了一半。如果光是喝咖啡的話，女性的懷孕機率會不會降低呢？研究證明咖啡因本身對於女性的懷孕機率並沒有影響，但是，可能加強了其他因素（如抽烟、喝酒）的影響程度。在丹麥的一項研究中，受試的婦女每天至少喝八杯咖啡，結果發現影響懷孕機率的是抽烟與否，喝不喝咖啡倒在其次。

已懷孕婦女

如果女性懷了身孕的話，咖啡會不會影響胎兒？這個問題同樣也引起廣泛的關注與爭論。一項研究針對每天喝一到兩杯咖啡的懷孕婦女，看看咖啡對幼兒發展有何影響。經過七年的追蹤，結果並無法證明咖啡因對嬰兒的出生重量、身高，或是日後的智力發展有所影響。

根據研究證明，咖啡因會造成臍動脈阻力增加。這意味著臍動脈的血流量減少，胎兒的養分和氧氣的供應可能就會受影響。這項發現可以解釋咖啡為何可能造成嬰兒體重減輕或是孕婦的流產。一項研究指出，孕婦每日咖啡因的攝取量高於四百五十毫克的話，產下嬰兒的體重比平均低一百二十一克。十二週之內的孕婦飲用咖啡，會增加流產的機會，最好不喝含咖啡因的飲料。孕婦在減少過量的咖啡因攝取之後，嬰兒猝死的機率也會因而降低。

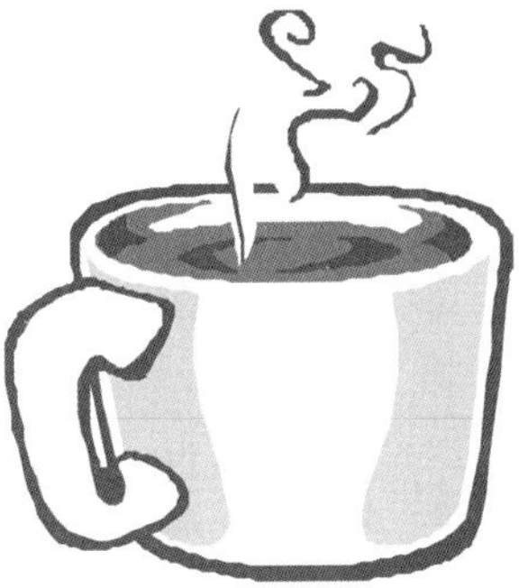

正在哺乳的婦女

對於哺餵母乳的母親，喝咖啡恐怕更要有所

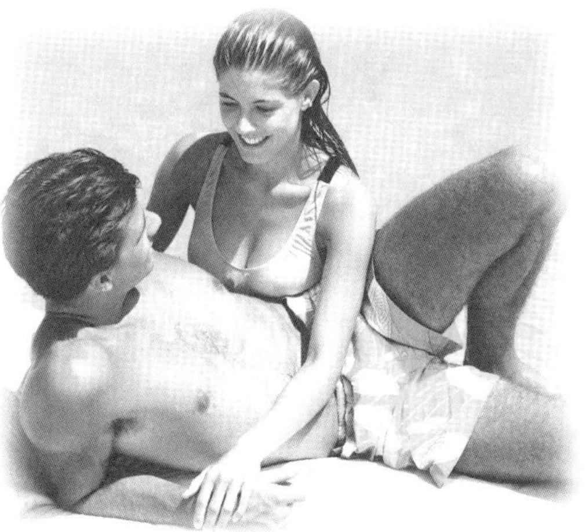

節制。咖啡因會進入乳汁中，如果媽媽喝太多咖啡的話，寶寶恐怕會喝到「咖啡母乳」。

許多食物對健康的影響都是「量」的問題，而不是「質」的問題。維生素攝取過量也會中毒，何況是咖啡因？另一方面，這些研究雖然無法證明咖啡因對孕婦有負面影響，也不能說明咖啡對孕婦有什麼正面價值，充其量只能說咖啡是一種「必要之惡」，真的想喝還是可以喝，毋需為了懷孕就硬是一滴不沾，但並不適合無限量暢飲。

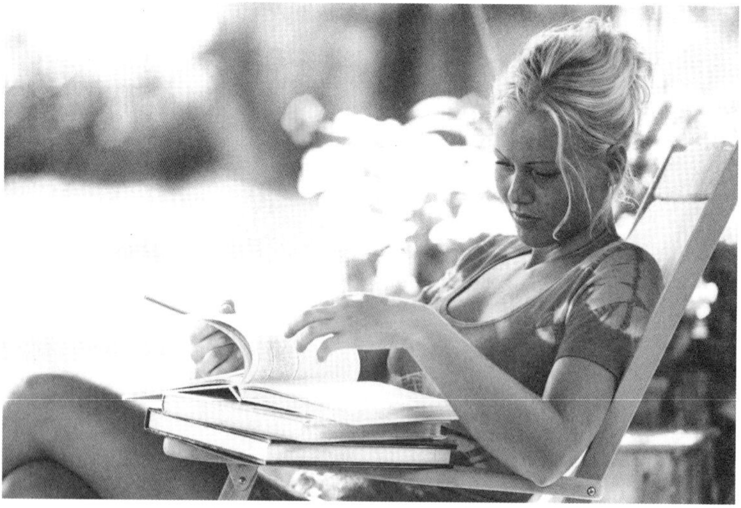

巧吃壯陰陽

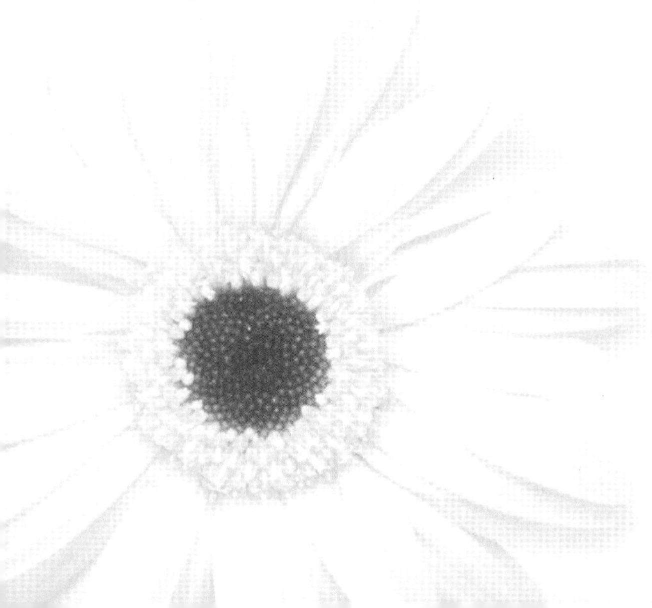

關愛「性」福的食物

人類早在古代就已有各種配方的「愛情飲料」、「愛情食品」以及「春藥」，用來提高人的性慾，或治療不孕、陽痿、早洩等。其中很多藥對健康乃至生命是有危害的，而有一些愛情飲料和愛情食品確實是有益身心且有一定科學道理的。

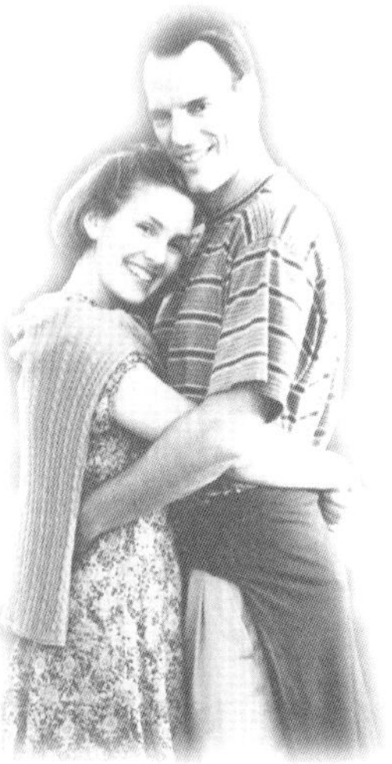

古希臘的已婚軍人為了保持旺盛的精力，習慣多吃魚，特別是魚卵和魚精腺，並加上等量的蔥、薑和肉桂做作料。此外，在他們的「愛情食譜」中還包括蒜、荷蘭芹菜、芥菜、薄荷、月枝葉、番紅花等。十六世紀時，一個叫納查維的阿拉伯族長認為，為了提高性慾，將當地一種樹的果實搗碎，然後用蜂蜜浸泡，每天早晨飲用。另一名叫加連的醫生則建議，可飲一杯稀釋的蜂蜜，吃二十粒扁桃仁、一百粒松子以及

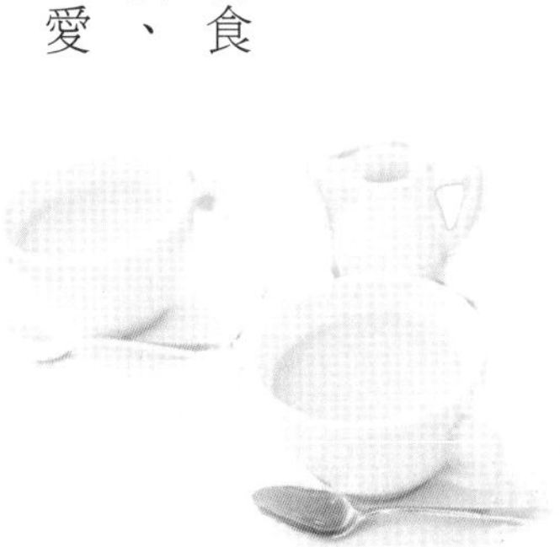

拌蜜的搗碎蒜頭，以便激起情慾。

摻蜜的駱駝奶、拌蜜的蛋、龍鬚菜、魚、羊肉、茴香、胡蘿蔔、核桃、蘑菇、蒜，是東方人的「愛情食品」。上個世紀的歐洲醫學家曾建議將鳥蛋、魚和一些海產品、骨髓、奶和乳製品作為「愛情菜單」。

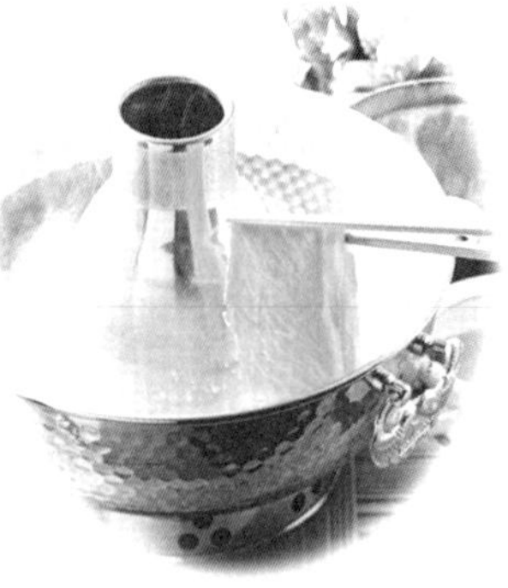

不少蔬菜能增強性慾。如果在晚餐中常吃一些萵苣、菠菜、甜菜、芹菜、胡蘿蔔、蔥、洋蔥和綠豆，並澆上一點植物油等，也能增強性慾。

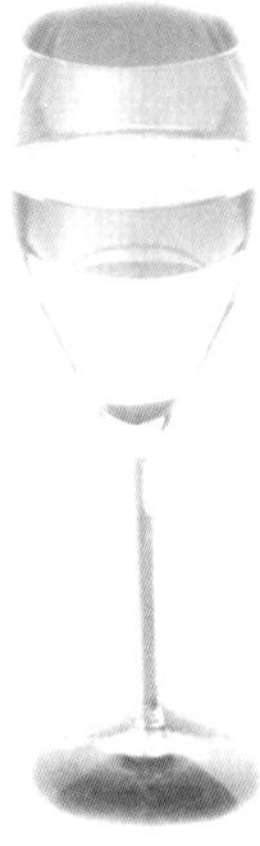

我國古代名醫李時珍在《本草綱目》中，提到朝鮮薊有很強的興奮作用。於是，一些頭腦靈活的巴黎菜商，曾據此大肆宣傳朝鮮薊能「燃旺男女的心靈之火」以招徠買主。此外，他們還在當時流行的酒中摻入薄荷和迷迭香，使飲者情緒高昂，這種配方一直流傳至今。

中國人信奉「吃啥補啥」，所以許多種雄性動物的腎及鞭就成了追求情慾者或性功能較差者的首選補品。物以稀為貴，這些食物也就身價備增。還有許多補腎壯陽的中藥也為國人所鍾愛，至於效果到底真的好到什麼程度，還要劃一個問號。

有的人認為烟和酒能催情慾，其實不然。嗜烟、嗜酒者性慾一般低落，只有個別人在適量的烟酒下能興奮起來，但那是因為心情放鬆之故，過量的烟和酒會抑制神經及血管的正常活動，使性感降低。

此外，吃得飽或飲濃茶、濃咖啡、醋和檸檬汁等也會抑制性慾。

另外，對於胃、腸、肝、腎、心臟乃至神經功能不好的人來說，選用「愛情食物」時還須遵醫囑。各種所謂「愛情藥物」的確切療效，許多還難以證實。市上的藥物魚目混珠，真真假假，難以分辨，採用時不能不慎之又慎。

不少人對「愛情食物」試之有效，其實都是心理上在起作用，性生活對心理因素要求極高，只要堅定地相信自已性功能正常，就能享受到性愛的愉悅。所以「愛情食物」可吃但要適量，「愛情藥物」則應慎用，最好還是在醫生指導下用之。

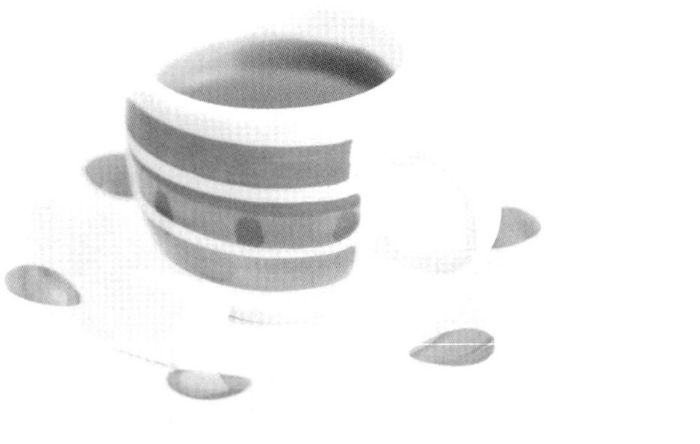

滋陰壯陽的驢肉

驢肉比牛肉細嫩，味道鮮美，所以俗話說：「天上的龍肉，地上的驢肉」，歷來為我國北方人民所喜愛。

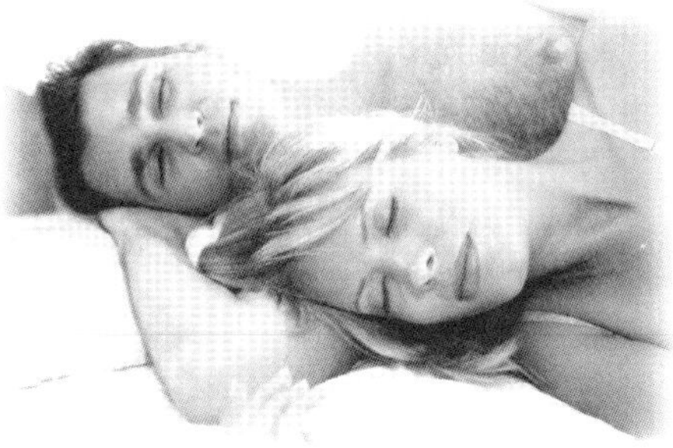

驢肉是一身高蛋白、低脂肪、低膽固醇的肉類。每百克含蛋白質一八・六克，脂肪〇・七克，鈣十毫克，磷一四四毫克，鐵一三・六毫克，還含有多種維生素及微量元素。驢肉對心血管疾病患者有較好的補益作用。

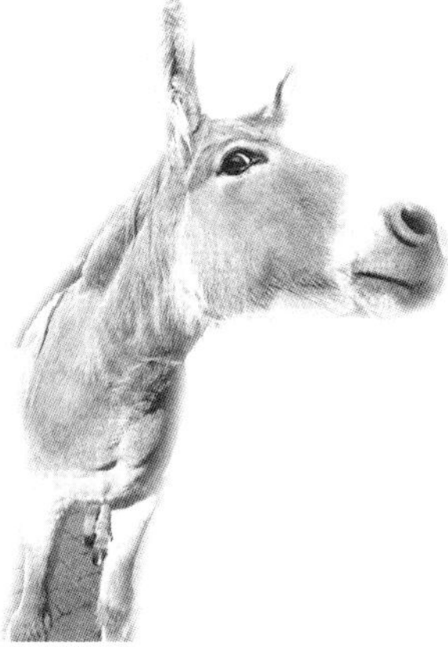

驢肉性味甘涼，有補氣養血、滋陰壯陽、安神去煩等功效。對體弱勞損、氣血不足和心煩者，尤有較好的療效。驢皮是熬製驢皮膠的原料，成品稱阿膠。阿膠味甘性平，有補血、滋陰、養肝、益氣、止血、清肺、調經、潤燥、定喘等功效，適用於治療虛弱貧血、產後血虧、面色萎黃、咽乾、津少、便秘及一切出血症狀。

中醫認為，阿膠是血肉有情之物，為滋補強壯劑。平素體質虛弱、畏寒、易感冒的人，服阿膠可改善體質，增強抵抗力。驢腎，味甘性溫，有益腎壯陽、強筋健骨的效用，可治療陽痿不舉、腰膝酸軟等症。

驢肉方劑

用驢肉治療疾病的方劑有：將驢肉二五〇克洗淨，切小塊水煮，加豆豉、五香粉、鹽調味，肉爛後食用，對氣血不足患者，有補益氣血及安神功效；將驢肉二五〇克洗淨，切塊水煮，加大棗一枚，淮山藥五〇克，熟後食用，對身倦乏力、心悸心煩者，可起到調養作用。

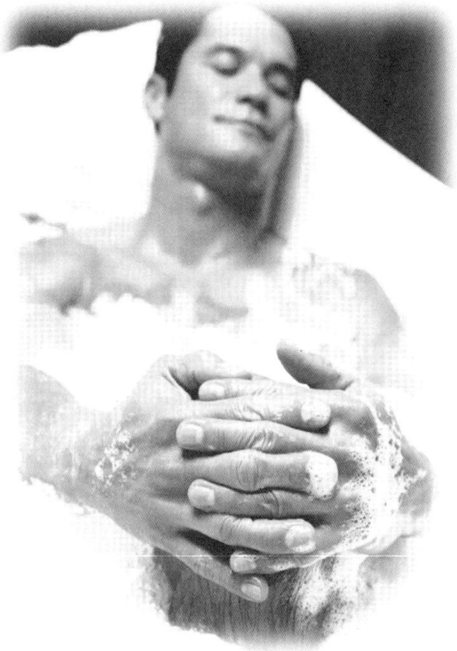

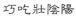

益腎補胃的狗肉

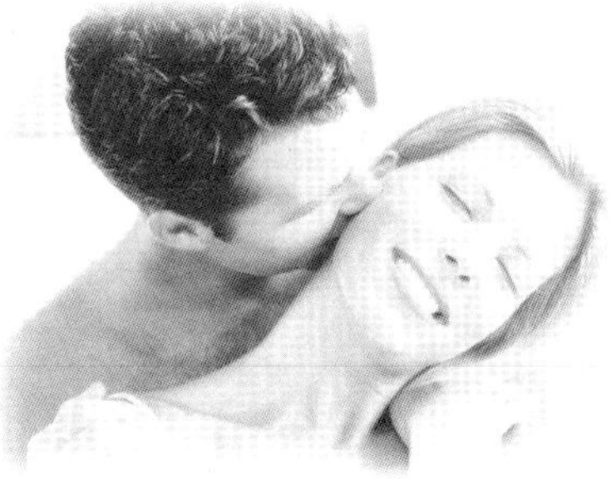

狗肉，有的地方稱香肉。中國北方有「要吃走獸、狗肉、豬肉」的說法；廣東則有「狗肉滾一滾，神仙站不穩」的諺語，這些都說明，狗肉是一種味道醇香的美味佳餚。

狗肉細膩、鮮嫩，營養價值很高，除含有較豐富的蛋白質、脂肪外，還含有嘌呤類、肌肽及鉀、鈉、氯等物質。據分析，狗肉中含有多種氨基酸和脂類，可產生較高的熱量，確有很好的補益作用，尤其適宜於老年人冬令進補。

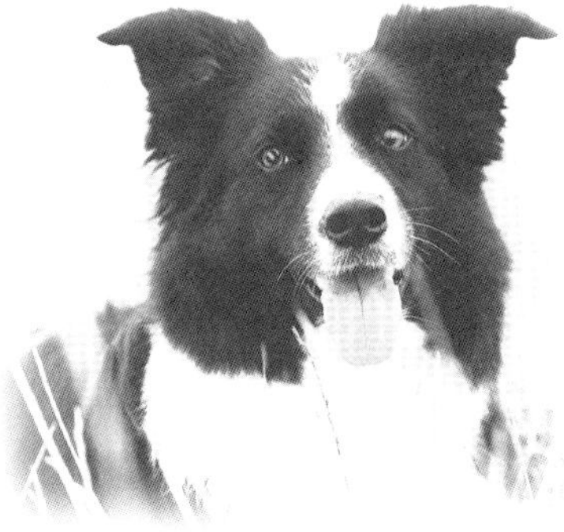

狗肉味甘、鹹、酸，性溫，有重要的醫療價值，不但益脾，而且壯陽，滋補力較高。《本草綱目》載：狗肉有「安五臟、輕身益氣、益腎補胃、暖腰膝、壯氣力、補五勞七傷、補

血脈」等功效。《普濟方》中說狗肉對「久病大虛者，服之輕身，益氣力」。如老年人患有腎虛耳聾、遺尿等症，可用狗肉二五〇克，黑豆五十克，共燉爛調味食用，治療效果很好；用狗肉二五〇克，燉爛食肉飲湯，每日一次，連服一～三個月，可治療陽痿早洩。將熟附煨薑燉狗肉，能夠溫腎壯陽，祛寒止痛。

狗肉因其性溫熱，多食可上火。凡熱病及陽盛火旺者，不宜食用。

補益強壯的鵪鶉

鵪鶉，古稱鶉鳥、宛鶉、蒿鶉。俗話說：「要吃飛禽，還數鵪鶉。」鵪鶉肉嫩味香，香而不膩，一向被列為野禽上品。早在春秋戰國時期，鵪鶉肉就被作為名貴佳餚，出現在宮廷顯貴的盛宴上。目前，我國用鵪鶉的肉、蛋、肝、腰、骨、爪等燒製的菜餚就有六十種之多，備受國內外賓客的青睞。

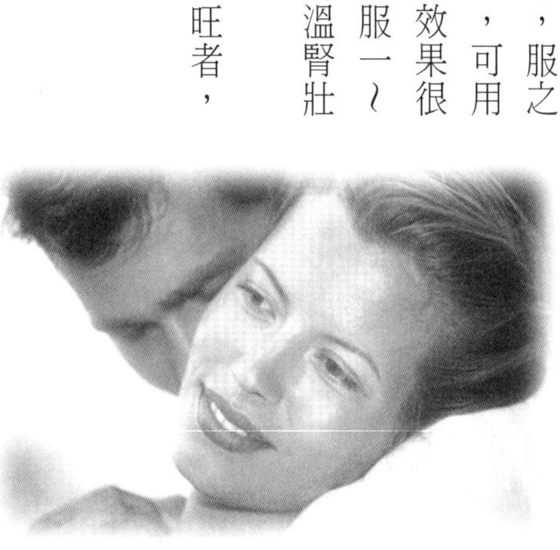

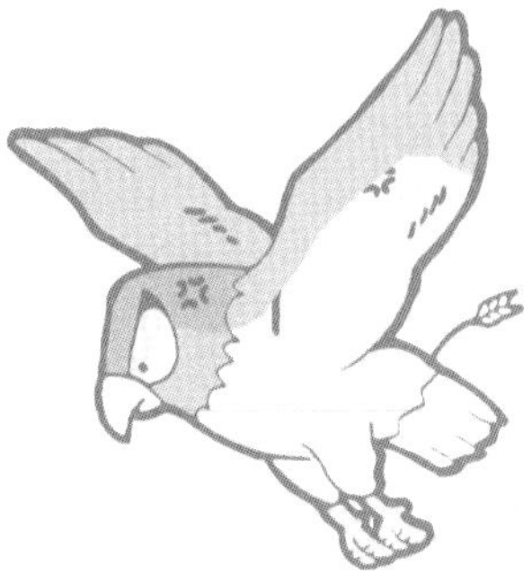

鵪鶉肉不僅味美勝雞，而且營養及藥用價值也勝於雞，其肉中含蛋白質可高達百分之二四・三，還含有多種無機鹽以及卵磷脂、激素和多種人體必需氨基酸。

鵪鶉肉作為一種高蛋白、低脂肪、低膽固醇的食物，特別適合中老年人以及高血壓、肥胖症患者食用。鵪鶉蛋的營養價值更高，與雞蛋相比，蛋白質高百分之三十，鐵高百分之四六・一，維生素B_1高百分之二十，維生素B_2高百分之八十三，卵磷脂高五・六倍。鵪鶉蛋並含有維生素P及降壓素蘆丁等成分。

鵪鶉的肉和蛋，既是很好的補品，對體弱者有補益強壯作用，又對多種疾病有調補治療作用。中國醫學認為，鵪鶉肉可「補五臟，益中續氣，實筋骨，耐寒暑，清熱結」。常人食用可增氣力，壯筋骨。

用鵪鶉蛋與韭菜共炒，油鹽調味食用，可治療腎虛腰痛、陽痿；將鵪鶉一隻，去毛及內臟，將天麻十五克填其肚內，煮湯，加油鹽、味精等調料，煮好後，除去天麻，吃肉喝湯，可治氣血兩虛及頭昏乏力、貧血等症。

治體弱多病、少氣無力，可於每天早上用沸水沖鵪鶉蛋二個，空腹食之。鵪鶉還因含有維生素P及蘆丁等成分，常食有防治高血壓及動脈硬化的功效。

能益精髓的雀肉

雀，俗將老而斑者稱為麻雀，小而黃口者稱為黃雀。李時珍云：「雀，處處有之。……體絕肥，背有脂如披綿。性味皆同，可以炙食，作鮓甚美。」蘇東坡也喜食雀肉，有詩曰：「披綿黃雀漫多脂。」可見雀肉醇厚無比了。

以鳥的身體比例來說，麻雀的頭部稍大，可是這個頭部卻有令人意想不到的強精效果呢！雀肉所含的主要營養成分為蛋白質、脂肪、碳水化合物、無機鹽及維生素B_1、維生素B_2等。據《增補食物秘方》記載：雀肉能「補五臟，益精髓，暖腰膝，起陽道，縮小便，又治婦人血崩帶下，十月後正月前宜食。」

中國醫學認為，雀肉能補陰精，是壯陽益精的佳品，適用於治療腎陽虛所致的陽痿、腰痛、小便頻數及補五臟之氣不足。將其煨熟食用或酒浸飲用，有溫陽補益作用，對陽虛、羸瘦、陽痿、早洩、帶下症等有較好的療效。

食用時將嘴、翅膀及羽毛去除，洗淨後瀝乾水分。浸入放有大蒜的酒中，可以去

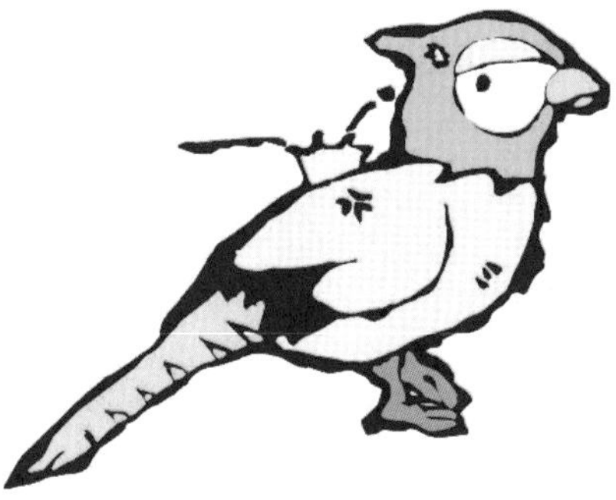

除臭氣。再浸入醬油、胡椒及鹹的調味料中，然後用中溫的油略炸片刻，再改用低溫的油炸成金黃色即可。取出後，拌上蒜泥，由頭部吃起，效果十分驚人的。

也可將麻雀三～五隻，去毛及內臟，斬碎炒熟，與大米同煮粥，加蔥、鹽調味，空腹食；如患有陽痿、早洩、小便頻數，可將麻雀二～三隻，去毛、內臟及爪，切塊，再將小米二百～三百克洗淨，同麻雀一起加水煮粥，加入蔥、薑及少許鹽調味，粥熟肉爛後食用；治腰膝冷痛、頭暈氣短，可將麻雀三隻，去毛及內臟，與豬肉二五〇克同燒，食用。

如果你還不滿意，可以喝點白蘭地，若再加上瓜子，保證你精力旺盛，有過之而無不及。

能助元陽的羊肉

羊肉，是我國人們主要食用肉類之一，也是冬季進補佳品。羊肉肉質細嫩，味道鮮美，含有豐富的營養。據分析，每百克羊肉含蛋白質一

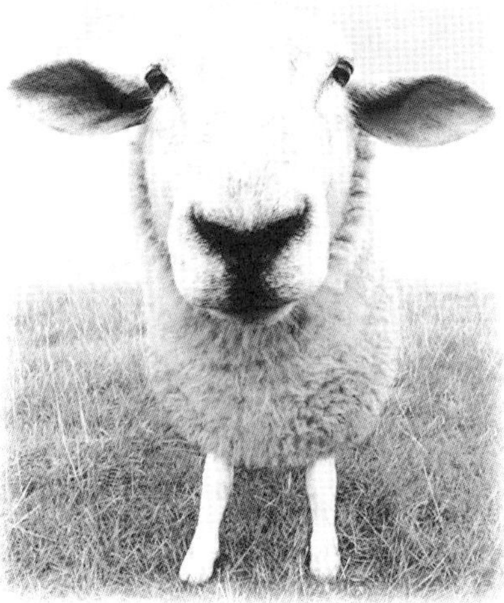

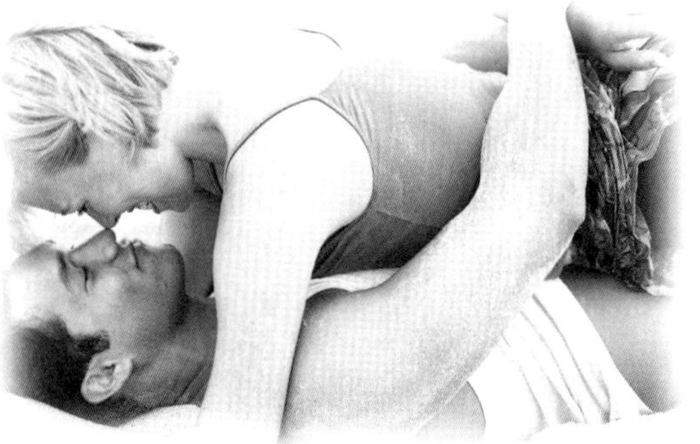

三・三克，脂肪三四・六克，碳水化合物〇・七克，鈣十一毫克，磷一二九毫克，鐵二毫克，還含有維生素B群、維生素A、煙酸等。羊肉可製成許多種風味獨特、醇香無比的佳餚。涮羊肉，烤、炸羊肉串，蔥爆羊肉等，是老少皆喜食的美味食品。

羊肉性熱、味甘，是適宜於冬季進補及補陽的佳品。中國醫學認為，它能助元陽，補精血，療肺虛，益勞損，是一種滋補強壯藥。《本草從新》中說，它能「補虛勞，益氣力，壯陽道，開胃健力。」金代李杲說：「羊肉有形之物，能補有形肌肉之氣。故曰補可去弱。人參、羊肉之屬。人參補氣，羊肉補形。風味同羊肉者，皆補血虛，蓋陽生則陰長也。」

羊肉的補益和治療作用都很有效。將羊肉煮熟，吃肉喝湯，可以治療男子五勞（心、肝、脾、肺、腎等五臟勞損），七傷（陰寒、陰痿、裏急、精連連、精少陰下濕、精清、小便苦數）及腎虛陽痿等，並有溫中去寒、溫補氣血、通乳治帶等功效；將

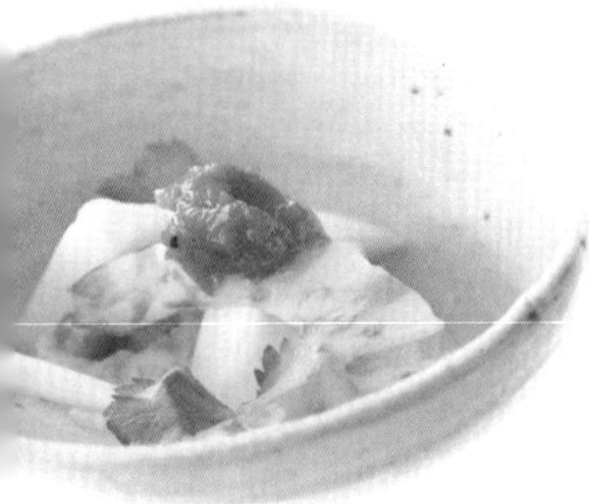

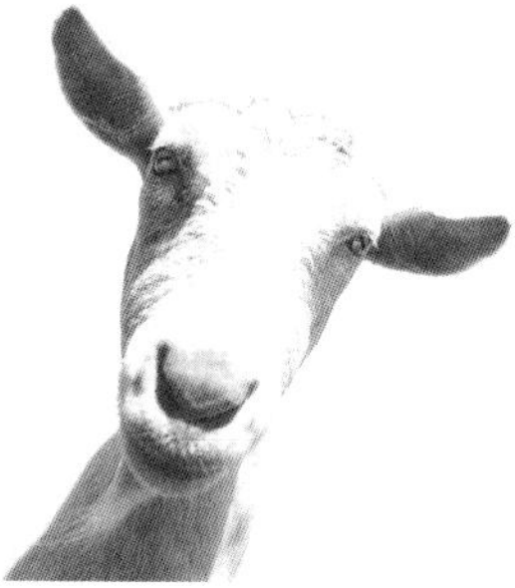

羊肉二五〇克去脂膜，切塊，煮至半熟，以蒜佐之，三天一次，可治療腎虛陽痿；若有脾胃虛弱所致的消化不良，可將羊肉五十～一五〇克洗淨切薄片，與高粱米煮粥，加調料食之；若有陰虛遺尿、小便頻數者，可將羊肉、魚鰾、黃芪共煎湯服用。

羊肉性熱，宜冬季食用。如患有急性炎症、外感發熱、熱病初癒、皮膚瘡瘍、癤腫等症，都應忌食羊肉。若為平素體壯、口渴喜飲、大便秘結者，也應少食羊肉，以免助熱傷津。

壯陽益氣的燕窩

燕窩，又名燕菜，為金絲燕及同屬燕類銜食海中小魚、海藻等生物後，經胃消化腺分泌出的黏液與絨羽築壘而成的窩巢，因多建築在海島的懸崖峭壁上，形狀似陸地上的燕子窩，故而得名。其中以「宮燕」營養價值

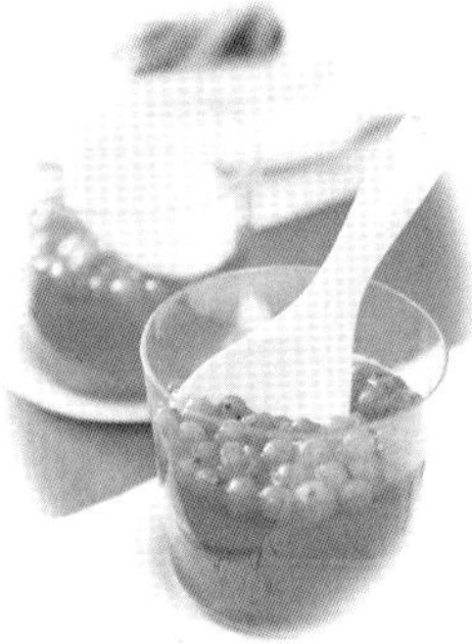

最高，最名貴；其次為「毛燕」；「血燕」品質最差。

燕窩既是與熊掌、魚翅齊名的山珍海味、高級宴席上的美味佳餚，又是一種馳名中外的高級滋補品。它含有豐富的蛋白質，每百克含量可高達五十克，還含有多種氨基酸、醣類、無機鹽和維生素等。

燕窩，還具有抗衰療病、攝生自養的功效。用燕窩與銀耳、冰糖適量燉服，可治乾咳、盜汗、肺陰虛症；以燕窩與白芨慢火燉爛，加冰糖再燉溶，早晚服之，可治療老年慢性支氣管炎、肺氣腫、咯血等。

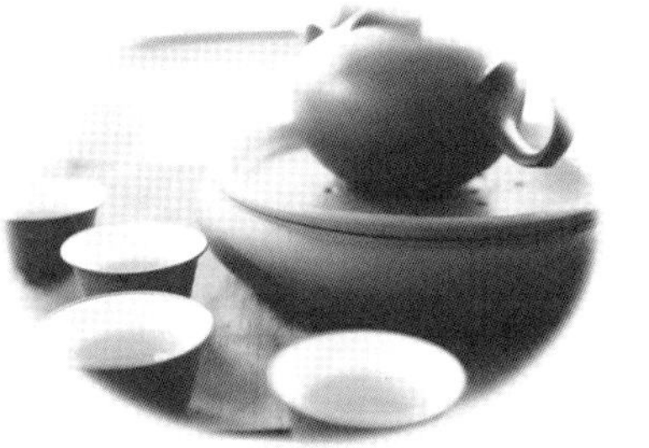

燕窩在食用前應先用清水刷洗一遍，再放入八十度C熱水中浸泡三小時，使其膨脹鬆軟，然後用鑷子將毛絨除淨，再放入一百度開水中泡一小時左右，即可取用烹調。

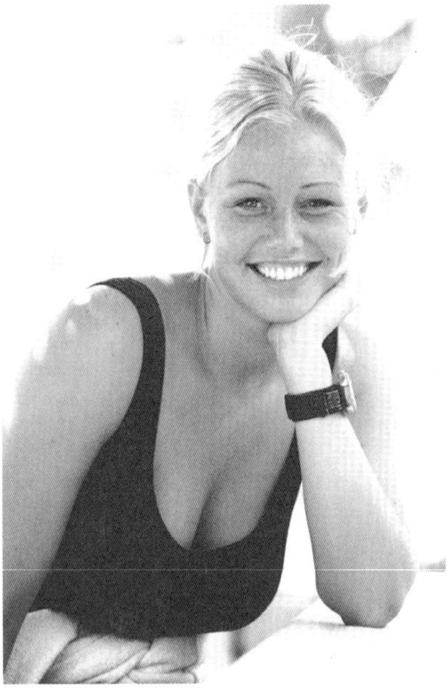

補腎益精的海參

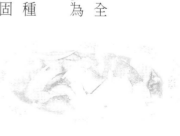

海參，有人稱之為「海人參」，因補益作用類似人參而得名。全世界海參共有數十種之多，我國有二十多種，其中以梅花參和刺參為世界上最名貴的品種。用於補益者多用刺參和光參。

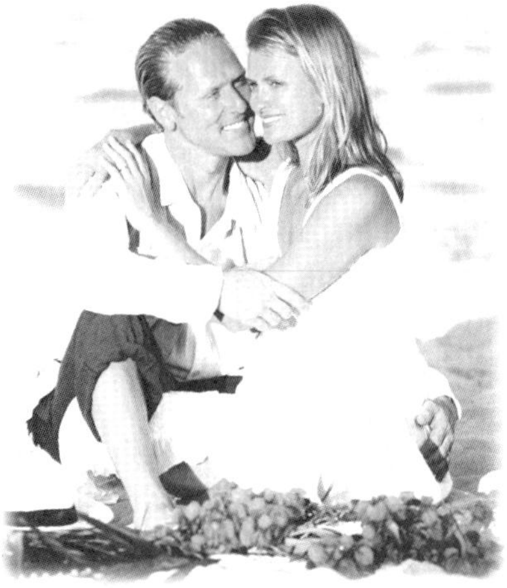

海參含膽固醇極低，為一種典型的高蛋白、低脂肪、低膽固醇食物。加上其肉質細嫩，易於消化，所以，非常適宜於老年人、兒童以及體質虛弱的人食用。

海參，既是宴席上的佳餚，又是滋補人體的珍品，其藥用價值也較高。中國醫學認為，海參「甘、鹹，溫，補腎益精，壯陽療痿」；《隨息居飲食譜》中說：海參能「滋陰補血，健陽潤燥，調經，養胎，利產。」可見，海參有滋補肝腎、強精壯陽的作用。凡有久虛成癆、精血耗損，症見眩暈耳鳴、腰酸乏力、夢遺滑精、小便頻數的患者，都可將海參作為滋補食療之品。

此外，因海參似海帶、海藻等海產品，含有一定量的碘，故還有促使新陳代謝旺盛、血液流暢的作用。因此，對高血壓患者極為適宜，並可治療陽痿、遺精等症。如治療高血壓、血管硬化、冠心病，可將海參三十克，加水適量，燉爛，再加入冰糖適量燉一會，待冰糖溶化，於早飯前空腹服用；治陽痿、遺精、小便頻數，可將海參、狗肉各三十克，共切片煮湯，加生薑、鹽調味後，食參、肉，喝湯。

小知識

海參的營養價值較高，每百克水發海參含蛋白質一四・九克，脂肪〇・九克，碳水化合物〇・四克，鈣三五七毫克，磷一二毫克，鐵二・四毫克，以及維生素

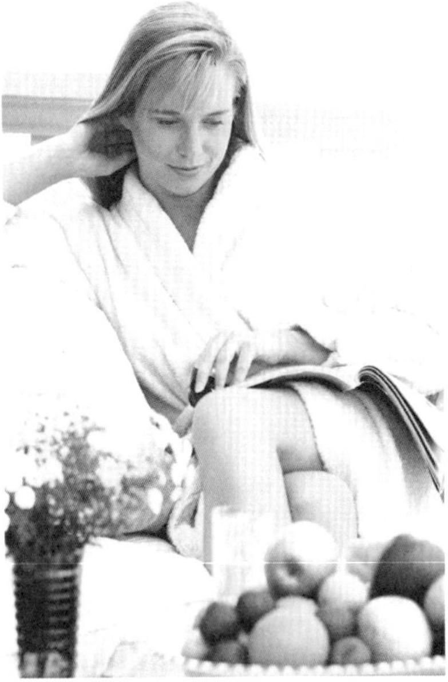

B_1、維生素B_2、尼克酸等。

補虛益精的淡菜

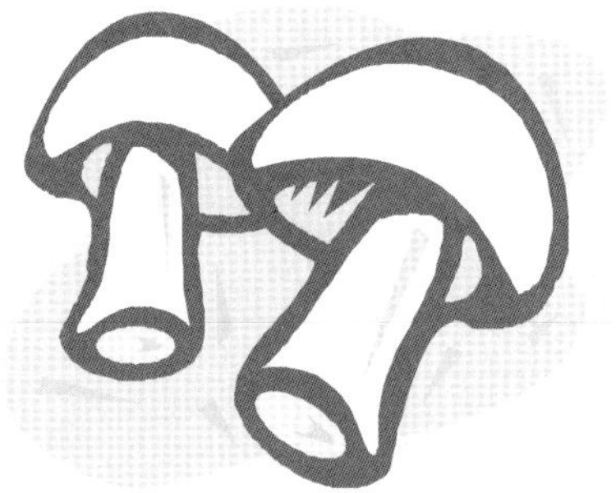

淡菜，又叫殼菜、紅蛤、海紅等，為厚殼貽貝和其他貝類的乾製品。因其味美而淡，故名「淡菜」。

淡菜含有多種人體必需氨基酸，所含的脂肪主要是不飽和脂肪酸，這些成分對改善人體的血液循環功能有重要作用。淡菜中所含的微量元素錳、鈷、碘等，對調節機體正常代謝、防治疾病等均有十分重要的意義。

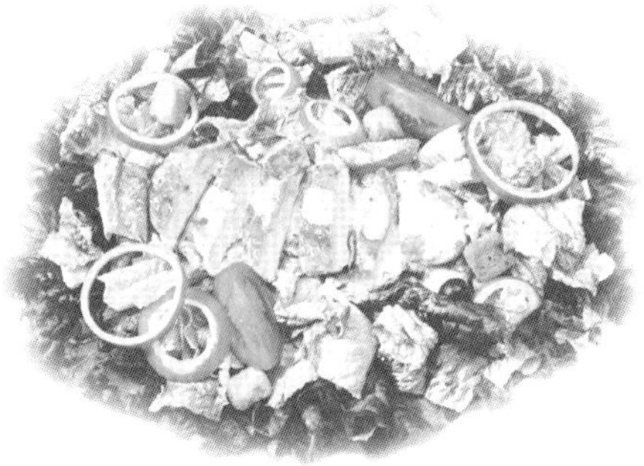

因此，淡菜不論在我國還是西歐諸國，都被視為天然滋補營養保健食品。

淡菜味鹹、性溫，具有較強的滋補作用。《日華子本草》說，淡菜「煮熟食之，能補五臟，益陽事，理腰腳，消宿食」，是補虛益精、溫腎散寒的佳品。凡屬久病精血耗傷、五臟虧虛，症見羸瘦倦怠、食少氣短、虛勞吐血、眩暈健忘者，均可將淡菜作為滋補品。

將淡菜煮熟，吃肉喝湯，常食可治療陽痿早洩、腎虛下寒、腹中冷痛、久痢久泄和婦女崩漏等症；將淡菜用黃酒浸泡，再和適量韭菜，共同煮食，每日一次，有補腎助陽作用，可治療腰痛、小便餘瀝不盡、婦女白帶及小腹冷痛等症；將淡菜與松花蛋共煮服食，可治療高血壓、動脈硬化。

小知識

淡菜含有豐富的營養素，乾淡菜每一百克含蛋白質五九・一克，脂肪七・六克，碳水化合物十三克，鈣二七七毫克，磷八六四毫克，鐵二四・五毫克，還含有一定量的維生素和微量元素。每千克淡菜含碘一二〇〇微克。

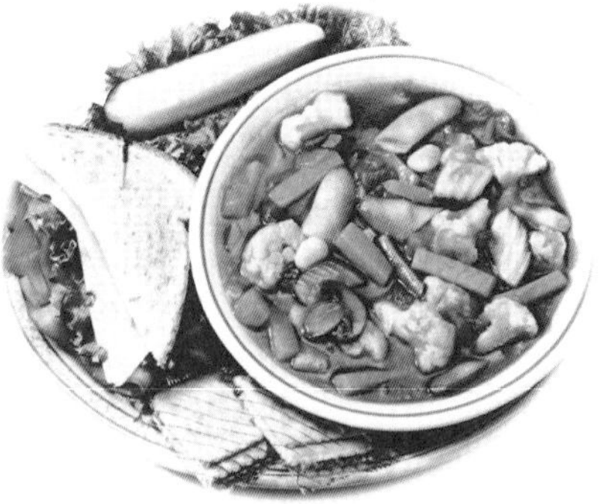

壯陽益腎的蝦

蝦，又名「長鬚公」、「虎頭公」、「曲身小子」等，按出產來源不同，分為海水蝦和淡水蝦兩種。海蝦又叫紅蝦，包括龍蝦、對蝦等，以對蝦的味道最美，為食中上味、海產名品。

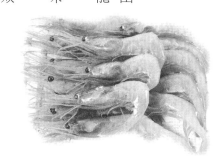

蝦類的補益作用和藥用價值均較高。中國醫學認為，蝦味甘、鹹，性溫，有壯陽益腎、補精、通乳之功。凡是久病體虛、氣短乏力、飲食不思、面黃羸瘦的人，都可將它作為滋補和療效食品。常人食蝦，也有健身強力效果。

具體用法是：治療陽痿，可將鮮蝦一五〇克、韭菜二五〇克，加油鹽一同炒熟食用，或將鮮大蝦加糯米、甜酒燉服，每日早晚適量食用；治陽痿、腰痛、乏力，可用蝦五十克，冬蟲夏草十五克，九香蟲十五克，水煎服，日一劑；治脾腎虛諸症，可用蝦仁十五～二十克，洗淨，豆腐五百克，切塊。再將兩味一同放鍋中水煮，並加入蔥、薑、鹽調味，待蝦仁熟後，食豆腐、蝦仁，飲湯。

蝦為發物，凡有瘡瘺宿疾者或在陰虛火旺時，不宜食蝦。

小知識

蝦肉具有味道鮮美，營養豐富的特點，據分析，每百克鮮蝦肉中含水分七七克，蛋白質二〇・六克，脂肪〇・七克，鈣三五毫克，磷一五〇毫克，鐵〇・一毫克，維生素A三六〇國際單位。還含有維生素B_1、維生素B_2、維生素E、尼克酸等。蝦皮的營養價值更高，每百克含蛋白質三九・三克，鈣二千毫克，磷一〇〇五毫克，鐵五・六毫克，其中鈣的含量為各種動植物食品之冠，特別適宜於老年人和兒童食用。

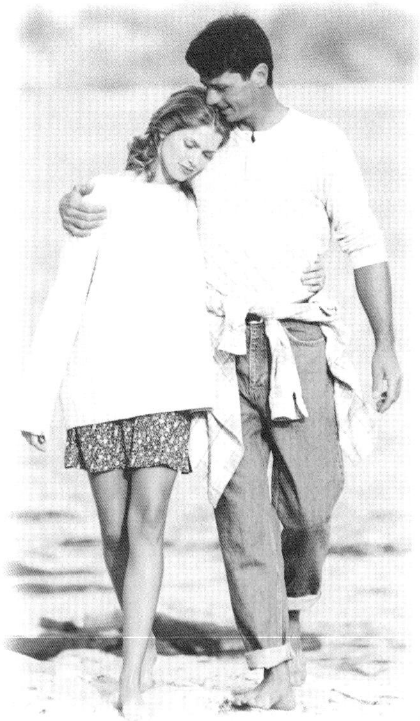

助陽固精的韭菜

韭菜，又叫起陽草、懶人菜、長生韭、扁菜等。我國古代不少著名詩人的詩中都提到過韭菜，如唐代詩人杜甫的「夜雨剪春韭，新炊間黃粱」；宋代詩人蘇軾的「漸覺東風料峭寒，青蒿黃韭試春盤」。可見韭菜自古以來就受到我國人民的喜愛和重視。

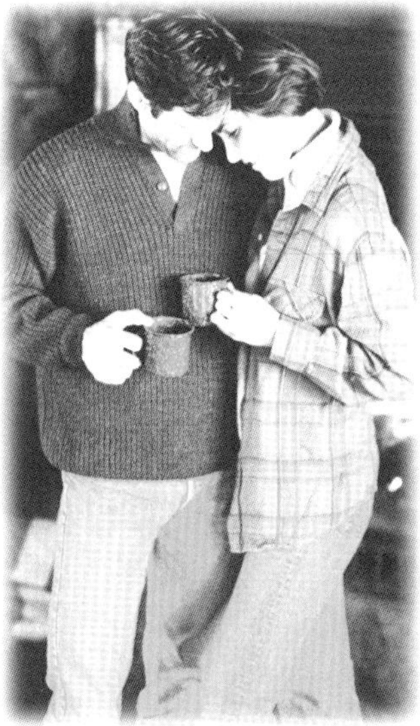

韭菜不僅質嫩味鮮，營養也很豐富。在葉菜中，除金花菜外，含量最高的是胡蘿蔔素。

現代醫學研究證明，韭菜除含有較多的纖維素，能增加胃腸蠕動，對習慣性便秘有益和對預防腸癌有重要意義外，它還含有揮發油及含硫化合物，具有促進食

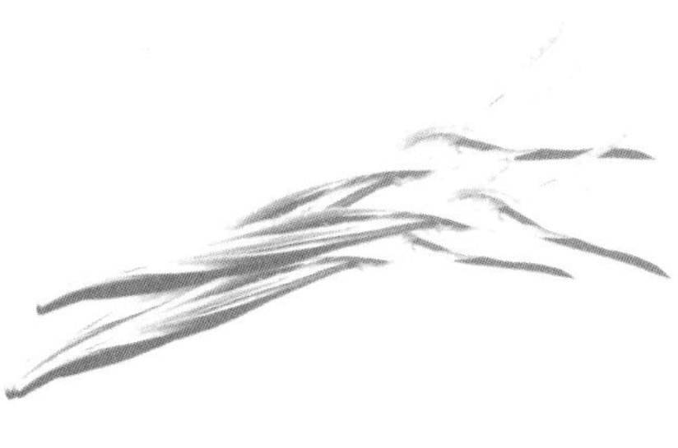

慾、殺菌和降低血脂的作用。因此，對高血脂、冠心病病人有益。

韭菜還是一味傳統的中藥，自古以來廣為應用。《本草拾遺》中寫道：「韭菜溫中下氣，補虛，調和臟腑，令人能食，益陽。」《本草綱目》又說，韭菜補肝及命門，治小便頻數、遺尿等。韭菜因溫補肝腎，助陽固精作用突出，所以在藥典上有「起陽草」之名。韭菜籽為激性劑，有固精、助陽、補腎、治帶、暖腰膝等作用，適用於陽痿、遺精、多尿等疾患。用韭菜籽研粉，每天早晚各服一五克，開水送服，對治療陽痿有效。用韭菜根、葉煎汁內服，可治盜汗、自汗。

小知識

據分析，每五百克韭菜中含蛋白質十克以上，脂肪三克，碳水化合物一九克，鈣二八〇毫克，磷二二五毫克，鐵六・五毫克，維生素C九五毫克，胡蘿蔔素為一七・五毫克。

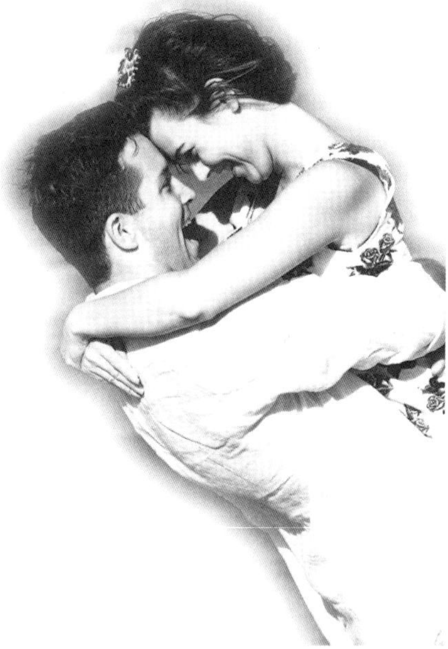

能預防性功能衰退的麥芽油

為什麼現代社會性功能減退者日益增多？這和人們從吃雜糧、糙米飯改吃精米、白麵有直接關係。因為人們把麥子最有營養的部分麥芽拋棄了，也就是將維生素B和E的最有效的來源從食物中剔除了。

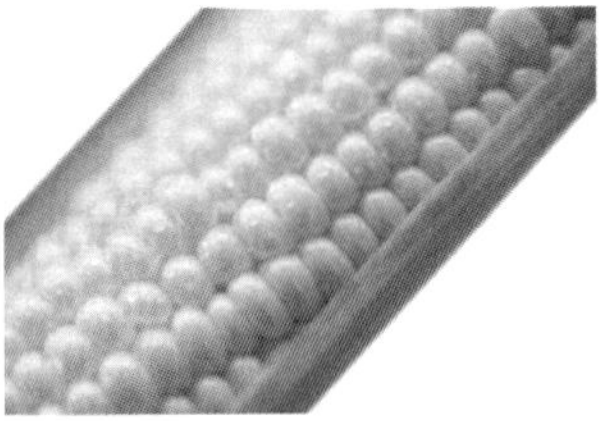

嚴重缺乏這兩種維生素，將會導致男性和女性不育不孕，並容易引起健康問題。麥芽油能預防性功能衰退，實際上是天然維生素E在起作用。科學家自從麥芽油中發現維生素以來，就已經知道維生素E能夠刺激男性精子產生；防止流產和早產；防止男女兩性的不育不孕症；增強心臟功能和男性的性能力等。

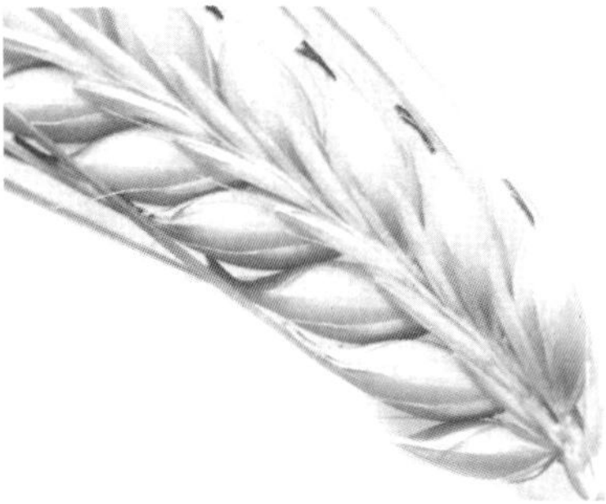

嚴重缺乏維生素E會導致陰莖退化和萎縮，性激素分泌減少並喪失生殖力。既然麥芽油能預防並改變這種情況，我們在日常生活中就應該常食這些含麥芽油豐富的食物，如小麥、玉米、小米等。

增性食譜

冬蟲夏草五～十枚，雄鴨一隻。將雄鴨去毛皮內臟，洗淨，放砂鍋或鋁鍋內，加入冬蟲夏草、食鹽、薑蔥調料少許，加水以小火煨炖，熟爛即可。

能促進性功能的果仁

各種能食用的果仁、核桃仁等種仁，是植物生命之源。種仁的營養含量十分驚人。據研究，它們含有豐富的維生素B、E，是礦物質的「金礦」，是蛋白質極佳的來源。激起性慾、引發性衝動，是種仁的功效之一。德國醫生發現，在某些經常吃番瓜子的民族中，沒有前列腺（攝護腺）疾病的例子。這是因為番瓜子中含有一種能影響男性激素產生的神秘物質。那麼，哪些種仁對性最有益呢？答案是：全小麥、玉米、芝麻、葵花子、番瓜子、核桃仁、花生、杏仁等。

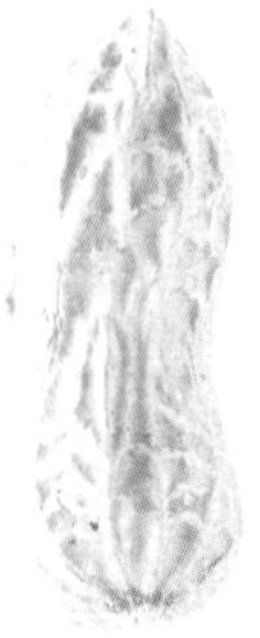

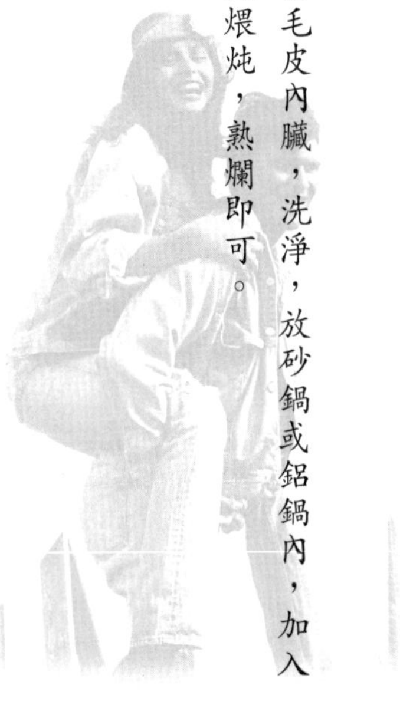

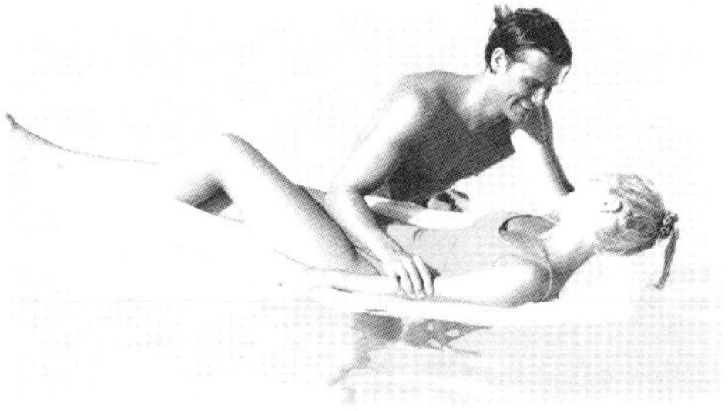

現介紹幾種食療法：核桃仁三十克，豬腰子一對（切片），共烹油炒熟，每晚睡前趁熱食之，連食一週；芝麻一百克，稻米一千克，紫河車一具，共煮粥食用；番瓜子、花生、黑芝麻各三十克，早晚嚼服，經常食用，不但可增強性功能，而且對頭髮早白、身體虛弱者也有一定的功效。

增性食譜

肉蓯蓉十五克，水煎去渣取汁，和羊肉、粳米各一百克同煮，肉熟米開湯稠，加蔥、薑、鹽煮片刻，寒冬食用，可增加性功能。

能增強性活力的海藻類

英國營養協會的帕來克博士說：「海藻含有長久以來在男人生理

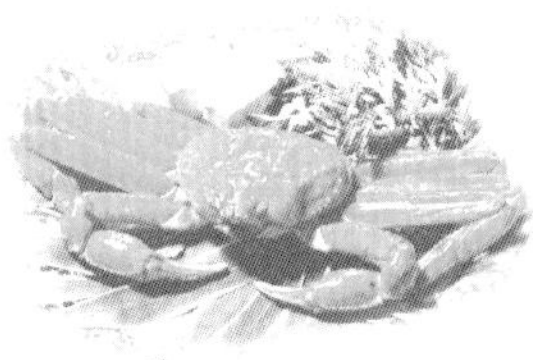

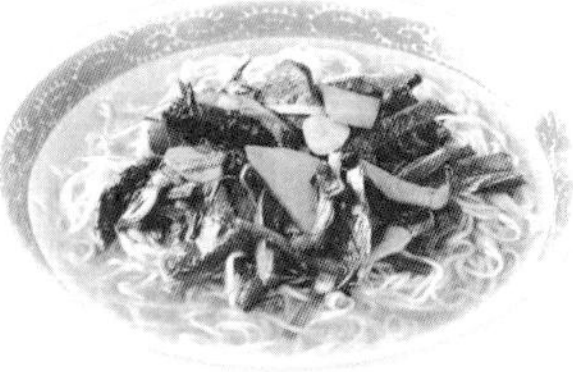

過程中扮演重要角色的一切來源。」眾所周知，甲狀腺對性衝動和性刺激負有很大責任。甲狀腺活力過低會減少性生活的活力、降低性慾。而海藻中含有豐富的碘、鉀、鈉等礦物元素，正是保障甲狀腺活力的重要物質。海藻類含碘量幾乎超過所有的動、植物，而為食品之冠。碘是人體生長發育所必需的微量元素，是人體合成甲狀腺激素所必需的重要成分。

碘缺乏或不足不僅會造成神經系統、聽覺器官、甲狀腺發育的缺陷或畸形，還可導致流產，男子性功能衰退、性慾降低。因此，要經常食用一些海藻類的食物，如海帶、紫菜、裙帶菜等來維持男人的性健康。

增性食譜

麻雀二隻，去毛及內臟，放入菟絲子、枸杞子各十五克，共煮熟去藥食肉喝湯。

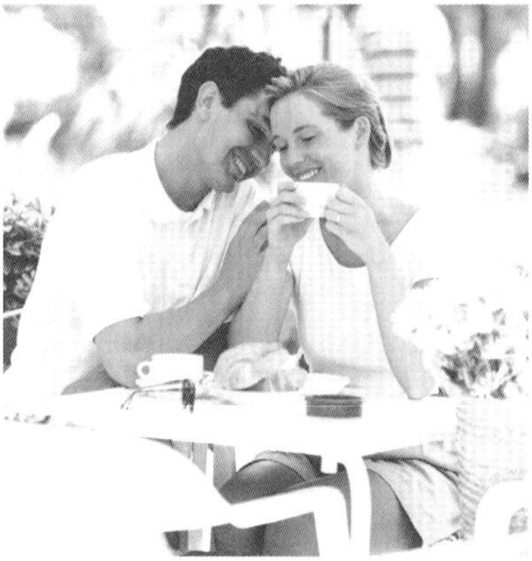

養陰健體的雞蛋

雞蛋又稱雞子。雞蛋中所含的營養物質相當豐富。含蛋白質、磷脂、維生素A、維生素B_1、維生素B_2、鈣、鐵、維生素D、酵素等。

據測定每一百克全蛋含有一二・七克蛋白質。雞蛋中的蛋白質是食物品種中質量、種類、組成方面最優質的蛋白質。一克雞蛋蛋白質比一克肉類蛋白質的營養價值高得多。而蛋白質（特別是像雞蛋蛋白質這樣的優質蛋白質）在維護皮膚光澤、彈性等方面有著重要的作用。

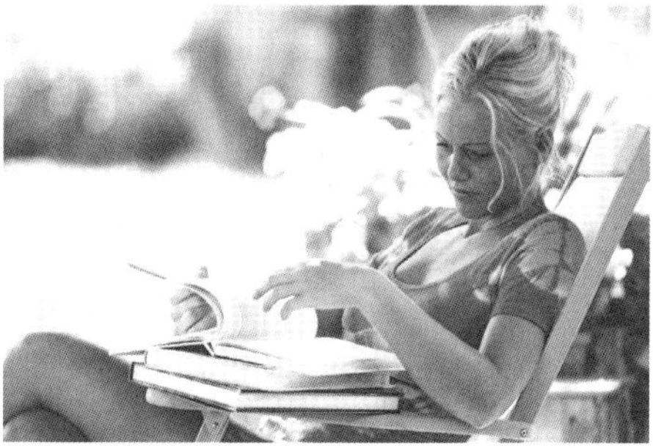

雞蛋黃中含有一定量的磷脂。磷脂有乳化作用。進入人體中的磷脂所分離出來的膽鹼，具有防止皮膚衰老，使皮膚光滑美豔的作用。雞蛋黃中還含有豐富的維生素A、維生素B_2。據

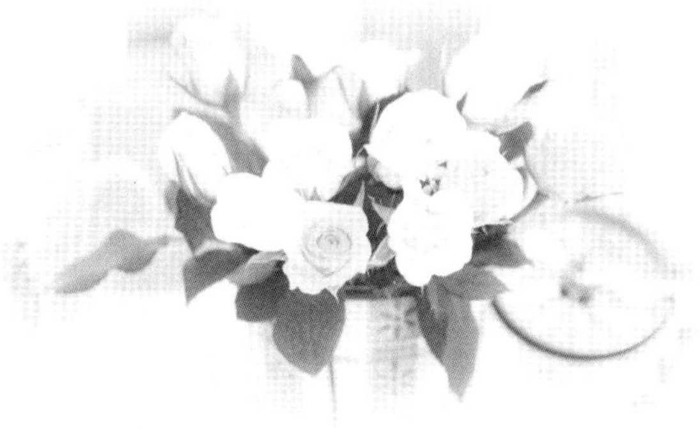

測定，每一百克雞蛋黃中含維生素A二〇〇〇國際單位、維生素B_2〇・三毫克、維生素D三〇國際單位、維生素B_1〇・二五毫克。這些維生素都是營養皮膚必不可少的物質。

雞蛋中還含有較豐富的鐵。一百克雞蛋黃含鐵一五〇毫克。鐵元素在人體起造血和在血中運輸氧和營養物質的作用。人的顏面泛出紅潤之美，離不開鐵元素。如果鐵質不足可導致缺鐵性貧血，使人的臉色萎黃，皮膚也失去了美的光澤。由此可見，雞蛋確是維護皮膚美的重要食品之一。

增性食譜

青蝦二五〇克，韭菜一〇〇克，洗淨，切段後，先以素油煸炒青蝦，烹黃酒、醬油、醋、薑片等調料，再加入韭菜煸炒，嫩熟即可食用。

添精生髓的荔枝

荔枝含果膠、蘋果酸、檸檬酸、游離氨基酸、果糖、葡萄糖、鐵、鈣、磷、胡蘿蔔素以及維生素B_1、維生素C及粗纖維等成分。中醫以為，荔枝味甘，性溫，有補益氣血、添精生髓、生津和胃、豐肌澤膚等功效。既是健身益顏的保健水果，又可用於治療病後津液不足及腎虧夢遺、脾虛泄瀉、健忘失眠諸症。

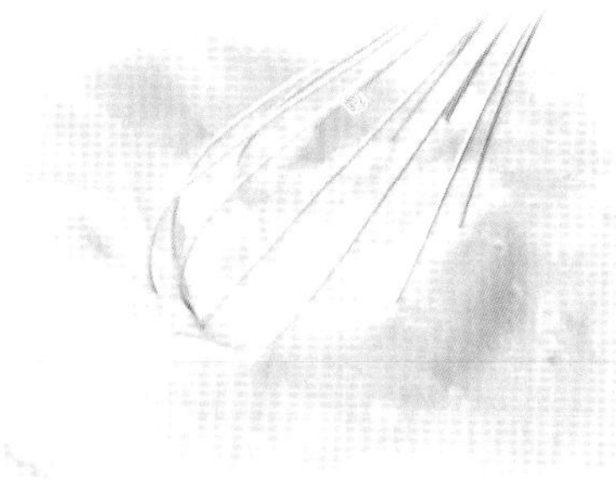

現代醫學研究發現，荔枝能改善人的消化功能，改善人體血液循環，故有潤肌美容作用；可改善人的性功能，用於治療遺精、陽痿、早洩、陰冷諸症，並可改善機體的貧血狀況，以及腎陽虛而致腰膝酸痛、失眠健忘等症。

體瘦膚黑、陽痿早洩者，取荔枝乾十個，五味子十克，金櫻子十五克，水煎服，每日一劑，久服，可強身健體，治療疾病。但荔枝性溫，不能多食。內熱及肝火旺者不宜吃荔枝。

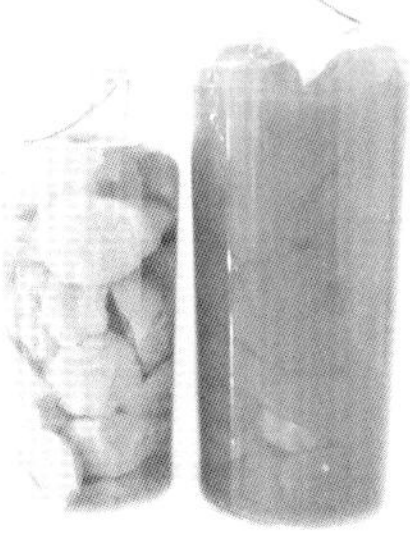

益精明目的枸杞子

枸杞子又名枸杞。木本植物，漿果呈鮮紅色，形似紡錘，更似紅瑪瑙墜，是寧夏的傳統名牌出口商品，以皮薄、肉厚、籽少、品質優良馳名中外。歷史上是皇室貢品。

枸杞營養成分十分豐富，並有很高的藥物價值，不僅含鐵、磷、鈣等物質，而且還含有大量糖、脂肪、蛋白質及氨基酸、多糖色素、維生素、甾醇、硒、鋅等多種人體必需的微量元素和多種營養成分，長期服用能抗癌保肝、生精益氣、治虛安神、補腎養血、明目祛風、益壽延年。

中醫認為：枸杞子味甘，性平，入肝、腎、肺經，有滋補肝腎、益精明目、和血潤燥、澤膚悅顏，培元烏髮等功效，是提高男女性功能的健康良藥。可用於治療肝腎陰虛、頭暈目眩、視物昏花、遺精陽痿、面色暗黃、鬚髮枯黃、腰膝酸軟、陰虛勞嗽、老人消渴等症。

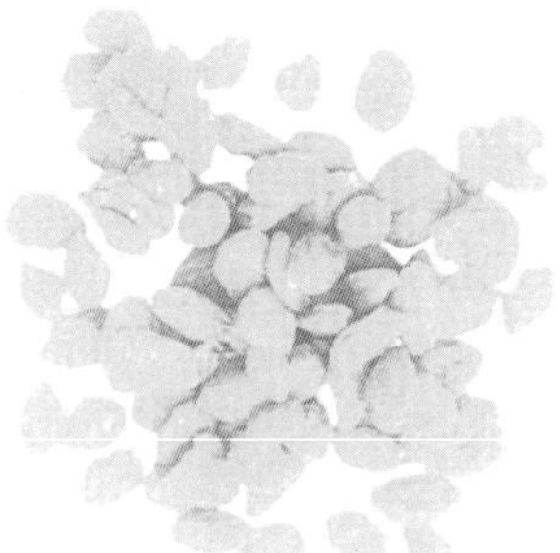

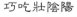

現代醫藥學研究發現，枸杞子有增強機體免疫功能、增強機體抵抗力、促進細胞

新生、降低血中膽固醇含量、抗動脈粥樣硬化、改善皮膚彈性、抗臟器及皮膚衰老等作用。常服枸杞子，可延緩衰老、美膚益顏及提高性功能。

由於枸杞子有滋陰、補腎、養肝、明目的作用，臨床上常將枸杞子與菊花、元參、麥冬、生地、鉤藤、白疾藜等藥配伍同服，用於治療眼睛乾澀、眼花、流淚、視物不清及高血壓等症。枸杞子與杜仲、附子、肉桂、鹿角膠等配伍，可以治療陽痿、滑精、腰膝無力等症。此外，枸杞子對遷延性肝炎、慢性肝炎、肝硬化有較好的治療作用。

枸杞子有多種食用方法。剛剛摘下來的枸杞鮮果，洗淨後可直接食用，味道有點甜、有點酸，還有點苦。可以把枸杞子和茶葉放在一起浸泡，這樣泡出來的茶既有茶葉的清香，又有枸杞的甘甜，可謂香甜可口。

在用雞、羊肉、牛尾煲湯時，放入一些枸杞子，不僅使湯更鮮美，而且有益健康。市場上有很多種以枸杞子為原料製成的健康食品。如枸杞茶、枸杞醬、寧夏紅枸杞酒、枸杞糖、枸杞飲料等系列產品，遊客可以根據自己的口味、年齡和身體狀況加以選用。

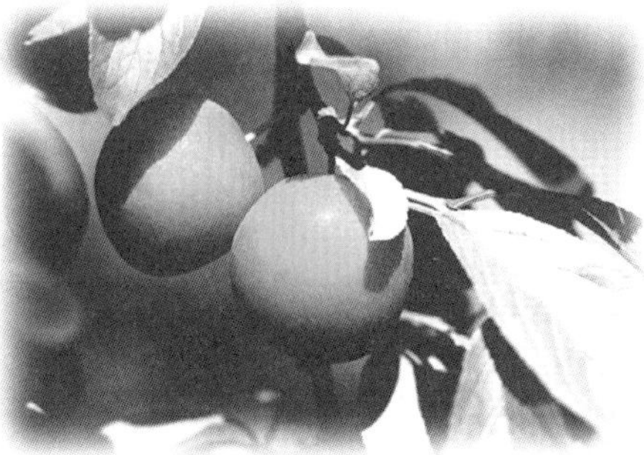

枸杞子有興奮性神經作用，性欲亢進者不宜服用。

增強性功能的蜂王漿

蜂王漿為蜜蜂中的工蜂咽腺分泌的白色乳狀物，是一種供蜂王食用的特殊的營養物質，又名蜂乳。蜂王漿中含有豐富的對人體有益的營養物質，如二十餘種氨基酸、雌激素樣物質、脂類、胡蘿蔔素、維生素B_1、維生素B_2、煙酸、維生素D、維生素E、維生素K、果糖、葡萄糖、乙酰膽鹼、多種轉化酶、蘋果酸、鐵、鋅、銅、鈣、鉀、鎂、磷、錳等約七十餘種成分。

現代醫藥學研究發現，蜂王漿是一種很好的保健食品，也是一種抗衰老、護膚美容食品。蜂王漿有明顯的刺激生殖的能力，能提高人體免疫功能，增強機體抵抗力。促進新陳代謝，提高造血機能，修復組織，增殖細胞，並可調節神經、血壓、血糖的失衡，增加體力，提高大腦工作效率。具有增強記憶力、延緩臟器、皮膚衰老，消除疲勞等作用；可輔助治療慢性肝炎、慢性腎炎、白細胞減少、血小板減少性紫癜、貧

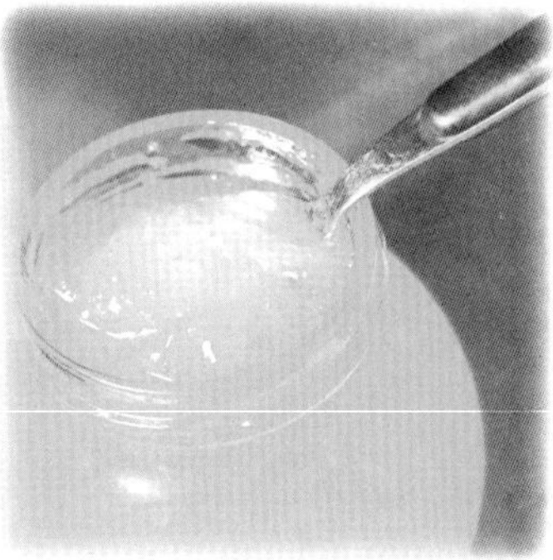

血、動脈硬化，冠心病、高血壓、糖尿病、肝硬變、風濕性關節炎、性功能衰退、不育症、四肢血液循環障礙、神經衰弱、慢性胃炎、消化功能減弱、潰瘍性結腸炎、復發性口腔潰瘍、婦女更年期綜合症、頭暈、支氣管炎、老年人便秘等病症。如果用蜂王漿調蜜，每次服十~十五克，每日早晚各一次，空腹用涼開水沖服，堅持一年以上，有護膚美容、強身健體及增強性功能作用。

性功能亢進的婦女，應少吃蜂王漿。

巧吃強精聖品牡蠣

牡蠣，俗稱蠔，別名蠣黃、海蠣子。牡蠣屬貝類，世界上計有一百多種，我國沿海產的約有二十多種，現已人工養殖的主要有近江牡蠣、長牡蠣、褶牡蠣和太平洋牡

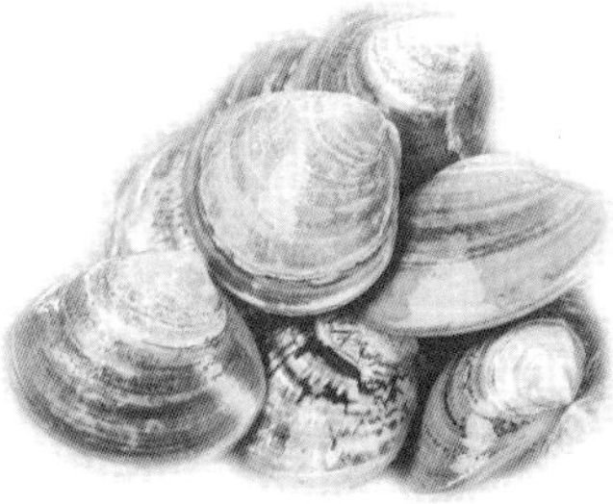

蠣等。每年冬春是牡蠣收穫季節，我國民間有「冬至到清明，蠔肉肥晶晶」的俗諺，意思是說，從冬至開始到次年清明的牡蠣肉最為肥美，是最好吃的時候。目前沿海許多地區採取了立體養殖法，常年基本上都有牡蠣肉供應，頗受人們歡迎。

牡蠣肉肥爽滑，味道鮮美，營養豐富，素有「海底牛奶」之美稱。據分析，乾牡蠣肉含蛋白質高達百分之四十五～五十七，脂肪百分之七～十一，肝糖百分之十九～三十八。此外，還含有多種維生素及牛磺酸和鈣、磷、鐵、鋅等營養成分。鈣含量接近牛奶的一倍，鐵含量為牛奶的二十一倍，是健膚美容和防治疾病的珍貴食物。

《本草綱目》記載：牡蠣肉「多食之，能細潔皮膚，補腎壯陽，並能治虛，解丹毒。」西方稱其為「神賜魔食」，日本人則認其為「根之源」，還有「天上地下牡蠣獨尊」的讚美詩句。古今中外不少名人雅士都與牡蠣結下不解之緣。

據資料記載，義大利的維多利亞皇帝餐餐不離牡蠣；拿破崙一世在征戰中喜食牡蠣以保持旺盛的戰鬥

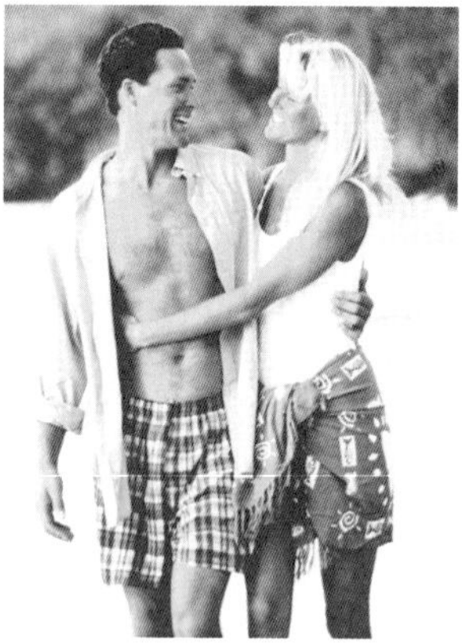

力；美國前總統艾森豪病後每日吃一盤牡蠣以加快康復。

許多人聽說牡蠣可以強精，於是便拚命地吃，反而造成消化不良及引起下痢。但是，若將牡蠣（即蚵）製成蠔油，則不必再擔心吃得過多的問題，而且效果仍是一樣。

製作方法如下：將十千克的牡蠣放入鍋內，加入八分的水（水的量應為牡蠣的八分），以微火慢煮。煮到水只剩下二分之一時，便成為糊狀。此時可以關火，倒入容器內，放入冰箱中保存，在煮菜或做其他料理時，可以放一點作為調味料。十千克的牡蠣只能熬出一八〇毫升蠔油，有人以為太奢侈了點，不過它的風味絕佳，又具有強精、壯陽的效果，倒可以一試。

巧吃強精食品動物腎

所有的動物肝臟均具有補血、強壯的作用；可是很多人都忽略了牛、豬、羊的腎臟也是消除疲勞、增強精力的食品；尤其是適合於肥胖症及患糖尿病的人。造成糖尿病的原因是由於胰臟所分泌的胰島素不足，使葡萄糖無法正常代謝所致。

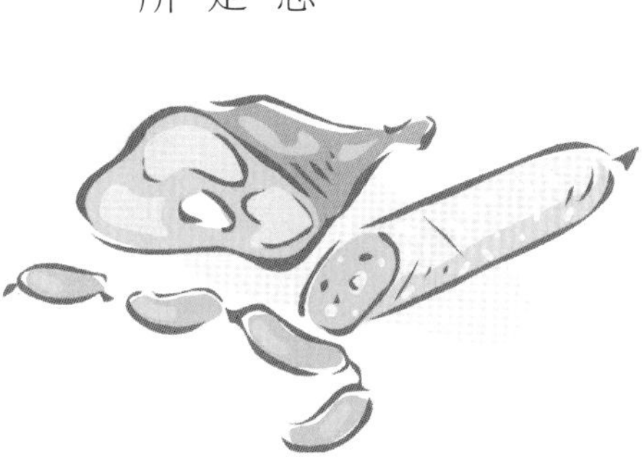

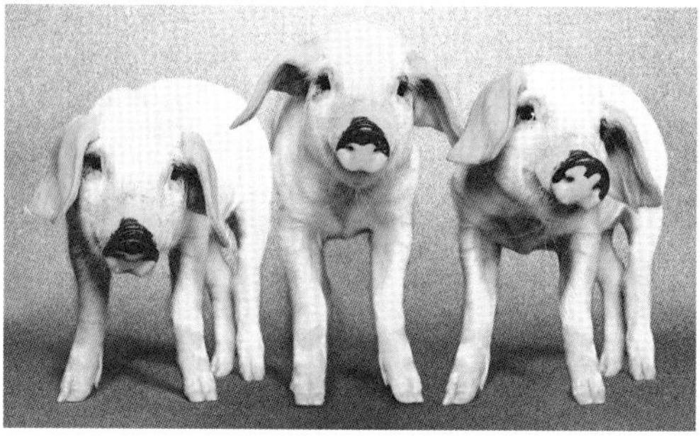

　動物腎臟可以補充營養，且使人強壯，其中以羊腎最具效果。可是食用的人最少，以下僅介紹最普遍的豬腎作法，效果也不錯的。

　先將豬腰洗乾淨，割去外陰的薄皮。切成薄片，用水煮過後撈出來加以冷卻，使它確實瀝乾水分。大蒜、薑、蔥切細後，加麻油、醋等調味料攪拌，做成佐料。將佐料淋在冷卻後的豬腎上即成一道美味的佳餚。

　將豬腎用此法料理，吃起來香酥可口，令人難忘。而且腎臟的價格也十分便宜，可以放心的吃。

　如果性急的你，等不及了，也可採用另一種做法，一樣可口，更可作為迅速的強精劑。將腎切成薄片，用水洗乾淨，瀝去水分後，鍋內放三大匙油，加入大蒜、薑及豬腎，快炒二~三分鐘即可食用。

　動物的腎臟可促進代謝作用，並能消除疲勞；如果與大蒜、韭菜同時炒，更具有驚人的效果，是上好的強精食品。如果放入酒、大蒜及薑，則可使豬腎成為含有豐富激素的料理，而且味

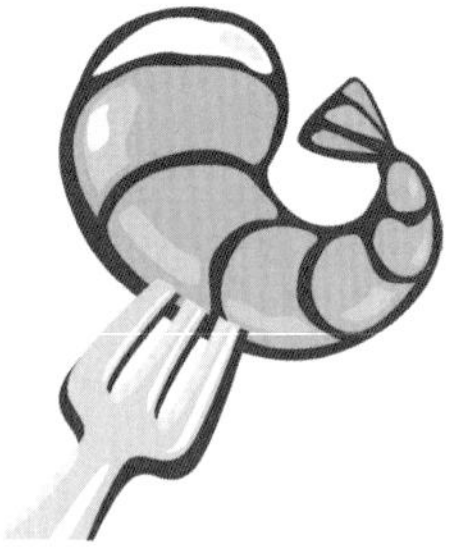

香，更能使血液循環；可說是具有雙重的強精效果。

吃蛇可強精壯陽

當兩條蛇交尾時，會持續很長一段時間（蝮蛇可達六～二十四小時），食蛇肉能有效地使性生活的時間延長。所以，近年來食蛇肉已成為一種時尚。蛇肉含有豐富的蛋白質，吃過蛇肉之後，全身立刻感到一陣溫暖，體力增強，且蛇肉向來有補血的美譽，因此可說是一道強精聖品。

蛇肉味美而不油膩，清爽可口。「五蛇美」是最有名的一道蛇湯，是將地上爬的、空中飛的、攀在樹上的五種不同的蛇混合做成的。先將蛇自頭上將皮剝去，切成細絲，和一隻雞一起燉五小時。須將蛇骨全部取出來，以免卡在喉嚨十分麻煩。

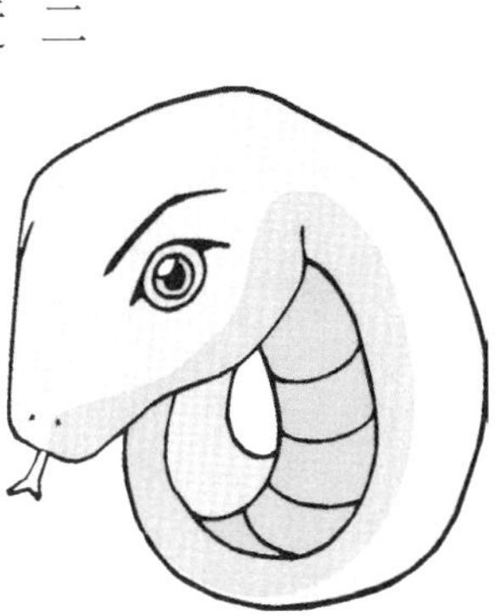

增性食譜

可在湯中放入乾鮑魚（一人份約二分之一個）、香菇兩個、細甘蔗六十公分（十分甜美，用來去蛇腥味，料理野生動物時必備），也都切成細絲，再與雞肉、蛇肉一起煮。取出甘蔗，刮去湯上的浮油，即成美味的清肉湯。

巧吃強精水產品鯰魚

鯰魚，又名生仔魚、鯰巴郎、鬍子鰱，學名鮎魚。鯰魚不僅像其他魚一樣，含有豐富營養，而且具有強精作用。

若想要強精補身體，和黑豆一塊煮最好。煮前要將鯰魚的鰓及內臟去除乾淨，才可以去腥味，頭部為強精的重要部位，故不用切除，用水洗淨後，瀝去水分。將四十克的黑豆浸入水中，約莫四～五小時之後，再取出來瀝乾水分。在熱鍋內倒入酒，放入鯰魚、薑及大蒜、黑豆及一杯的水。用文火煮一小時，待到黑豆柔軟時，鯰魚的香味即因浸入豆中，即成一道美味可口的佳餚。上前加上一些調味料及鹽，味道更鮮美，倘使只留下些湯汁，更加好吃。千萬不要加入麻油，以免破壞美味，必須注意的是，越是高級的佳餚，調味料須在做好之後再加入。

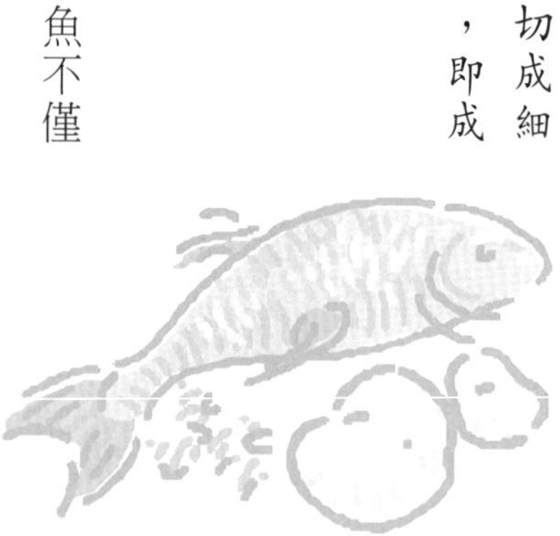

鯰魚的吃法

鯰魚有二十幾種做法，其中水煮鯰魚、麻辣鯰魚、大蒜燒鯰魚、滋補鯰魚頭等很受歡迎。其中水煮鯰魚不是很辣，但肉質細膩鮮美。麻辣口味的大蒜燒鯰魚，則是香辣誘人。

如果您想大補，可來一個滋補火鍋仔，有花旗參、沙參、黨參、淮山、薏米、大棗、枸杞等作調料，既有滋補效果又美味可口。如加上冰糖泡製會很香甜，可去掉辣椒的火氣，因此，即使怕長痘痘的女士也可大膽品嘗。

巧用性交之王雄蠶蛾

雄蠶蛾一直被視為強精的代表，可能與它能和數十隻的雌蠶蛾交配有關吧！

很久以來，便有將此強精的雄蠶蛾磨成粉出售，可拌入蜂蜜，

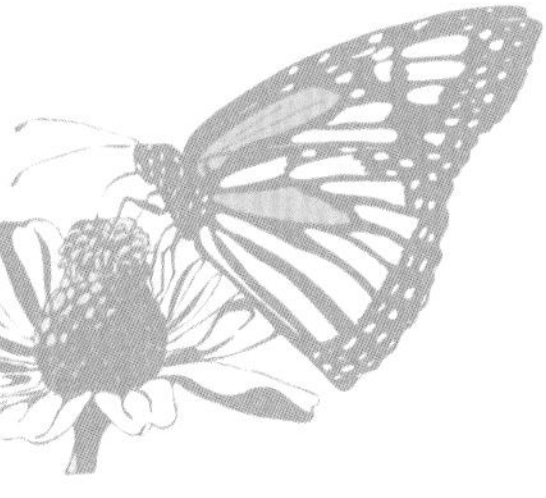

喝下後可以強精又持久。也有將它製成藥丸來出售的，十分方便。

所謂的雄蠶蛾是指剛破繭出來的蛾。許多中藥店也將製乾的雄蠶蛾與中藥混合出售。這可是一劑強勁的強精劑，效果絕佳，且藥效神速。

以十隻雄蠶蛾、淫羊霍一百克、鎖陽一百克、巴乾克一百克，海馬三隻、海龍三隻、車前子（即利尿劑）八克，全部加以混合，加酒蒸煮後，加以曬乾，反覆三次，使它完全乾燥，再加入蜂蜜，攪拌成糊狀後再放入冰箱保存，可達半年之久。每天早晚服一次，一次十大匙，比任何藥都有效。

回春佳餚「佛跳牆」

「佛跳牆」顧名思義便是連佛也都會為它的香味所屈服，而跳出寺牆偷吃的意思。這的確是一道好吃又美味的回春佳餚。

如果瞭解到它的材料都是珍貴而美味的，那麼，便不難想像它的可口。

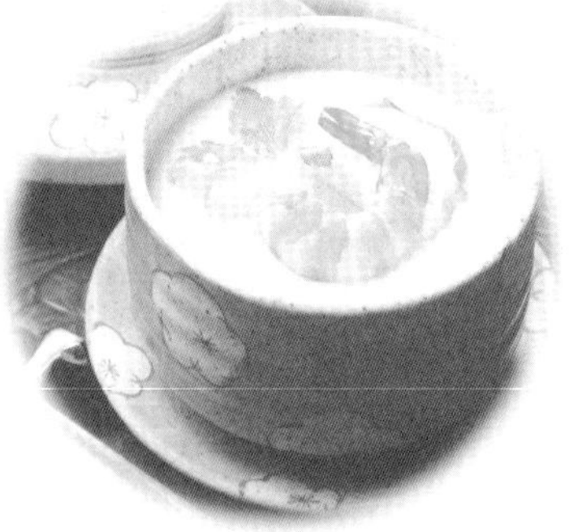

這些材料有強壯肝臟機能的鮑魚乾及干貝。乾貝是江瑤貝的肌柱曬乾而成的，別名又叫「江瑤柱」，滋養強壯的效果極高，能促進人體內的分泌，不但對高血壓有益，又能夠去痰。

此外再加上乾海參，可說是海中的藥用人參，且能與人參相比，不遜於人參的。具有強精、強壯、降血壓的各種作用，是高蛋白質的來源，魚翅也是主要材料之一，主要成分為蛋白質的膠質，近來又發現具有抗癌的作用。

除了鮑魚乾、乾貝、乾海參、魚翅外，應再加上舉世聞名的金華火腿及上等美味的高湯，全部以專門用來蒸煮食物的器具連續蒸上四小時，便可吃到這道人間美味的佳餚，相信吃後會令你永生難忘。這是福建省的一道十分奢侈的名菜。

許多富豪的人家便只吃這道菜的湯汁，因為所有的養分都在湯汁中。但是，如果你想擁有更好的精力，則不妨再加入枸杞或人參、鹿茸等，味道更美，效力也更加驚人。

如果你不嫌麻煩，也可以自己在家中做，如果沒有專用的蒸煮器具，可以普通的兩個大碗代替。當你在家中製作烹煮這道「佛跳牆」時，左鄰右舍必定會為此尋香味的來源，甚至也會垂涎三尺。

「佛跳牆」除了好吃之外，更是強精的補品，它能促使內分泌旺盛，可堪稱風味絕佳的回春料理。你的經濟能力如果許可，不妨吃一次看看，保證你回味無窮，吃了還想吃。

強精佳餚數鴿子

烤乳鴿的美味，相信很多人一定是念念不忘。而沒吃過的人，恐怕也是心動不已吧！

食用鴿也就是菜鴿，飼養得肥肥胖胖的，不但有豐富的營養，也是極佳的強精佳餚，價錢不貴又好吃。食用鴿最好吃的時刻，是羽毛剛長齊時，肉嫩又甜美，十分可口。

苦於性慾衰退，或希望能夠立即強精見效的中年人，則不應吃鴿肉，應該喝鴿子蒸熟後所滲出的汁液，它是鴿子養分的濃縮，為精華之所在，為最富食用價值的食品。

如果你已吃過麻雀、鵪鶉，想必十分清楚它們的營養效果；不妨再來吃鴿子肉，不僅味美而且效果十分迅速，可說是一道好的強精佳餚。

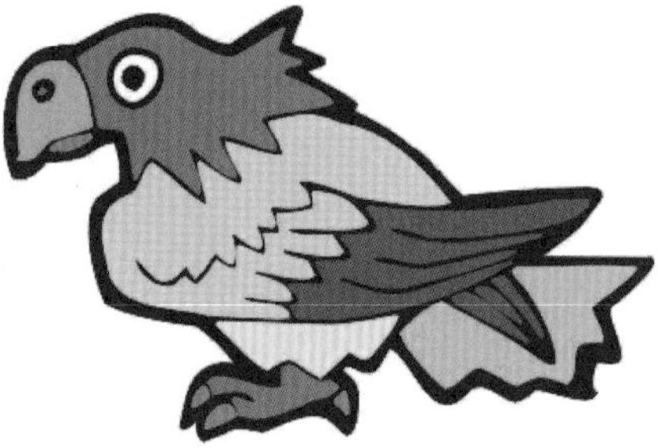

陽痿可用大蒜和薑來治療

俗話說：「大蒜是個寶，健康離不了。」以大蒜來治病保健由來已久。在古埃及，大蒜被大量地配發給奴工，用以維持建造金字塔的體力……在日本，大蒜被認為可以增強精力，甚至有壯陽的效果……在中國，李時珍在其著名的《本草綱目》中提到，大蒜可以「除風邪，殺毒氣……」。

大蒜又名胡蒜、獨蒜、葫，為百合科植物大蒜的鱗莖。大蒜性溫味辛，入脾、胃、肺三經脈，可行氣、溫胃、消積、解毒、殺蟲，治積滯、腹冷痛、泄瀉、痢疾、百日咳等症狀。在現代醫學的研究中，大蒜含蛋白質百分之四‧四，含較多的維生素C、胡蘿蔔素、鈣、磷、鐵……其中尤以蒜氨酸和蒜酶這兩種有效物質較特殊。

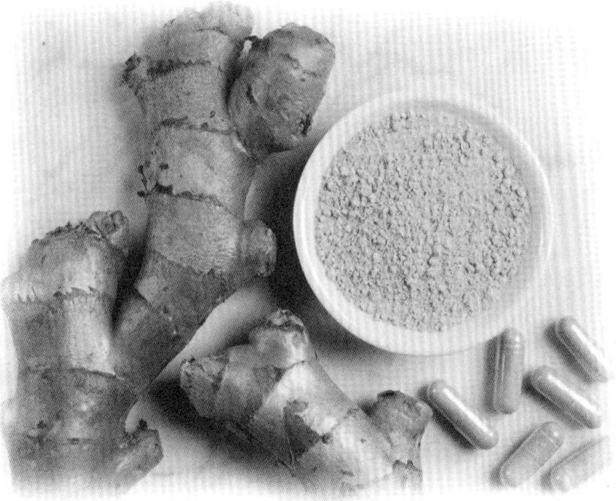

蒜氨酸和蒜酶各自靜靜地呆在新鮮大蒜的細胞裏，一旦把大蒜碾碎，它們就會互

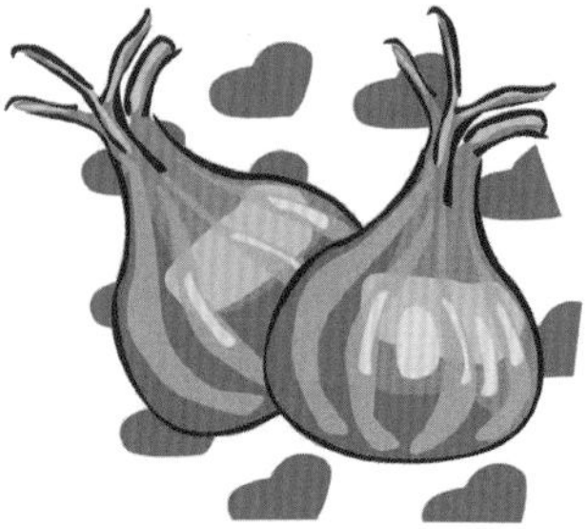

相接觸，從而形成一種沒有顏色的油滑液體——大蒜素。大蒜素有很強的殺菌作用，它進入人體後能與細菌的胱氨酸反應生成結晶狀沉澱，破壞細菌所必需的硫氨基生物中的ＳＨ基，使細菌的代謝出現紊亂，從而無法繁殖和生長。

年輕人最感困擾的便是陽痿了。可將一片大蒜與薑三十克混在一起炒，然後兩者配合一起吃，不可只吃其中一樣，否則仍是無效的。年輕人的一時性不感症，及性慾減退，它的原因不外乎是每天食物中攝取的水分，不能順利的在體內循環，以致殘留體內，或是因為運動不足，造成新陳代謝，使它循環暢通。而薑和大蒜正可以發揮這種效果，所以將大蒜與薑兩者配合使用，單獨只吃一種是無效的。

大蒜與薑連續配合吃上一個星期便可見效，只是若有感冒或胃潰瘍的人，最好是避免吃，避免病情加劇，後果堪憂。

吃大蒜並不是吃得越多越好。因為大蒜吃多了會影響維生素Ｂ的吸收，大量食用大蒜還對眼睛有刺激作用，容易引起眼瞼炎、眼結膜炎。吃大蒜每天一次或隔天一次即可，每次吃二~三瓣。

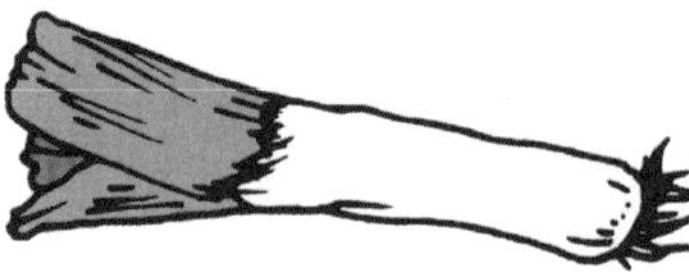

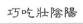

以「鞭」補「鞭」未必帶來「性」福

專家認為，隨便濫吃「鞭」食物不僅不能助性，也許反而危害健康。吃進去的動物「鞭」進入人體後，跟其他食物一樣，都必須經過消化道消化、吸收，然後成為蛋白質、脂肪、醣及其他營養物質，再被人體利用，而不是吃什麼器官就補到什麼器官上。

除此，動物的「鞭」本身也不比其他食物多什麼，更不含有什麼特殊的營養素，即使是動物「鞭」中本身含有的一些雄激素，經過加熱、消化後已被破壞，並不能多補給人雄激素，所以說，用它來壯陽是毫無意義的。

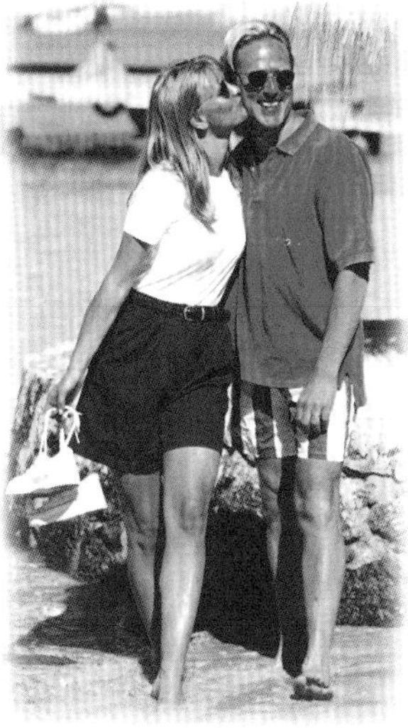

對於補鹿茸的做法，專家認為，任何一種補品都有一定的適應症狀，一般青年男士沒有必要隨意服用。即使需要，也應在醫生指導下。其實，我國最早的一部藥學專著《神農本草經》就記載了大棗、芝麻、蜂蜜、葡萄、蓮子、山藥、核桃等食物具有補腎益精助陽的功能，它們具有維持和提高男性性功能的重要作用。適應的飲食調節同樣可以改善身體。

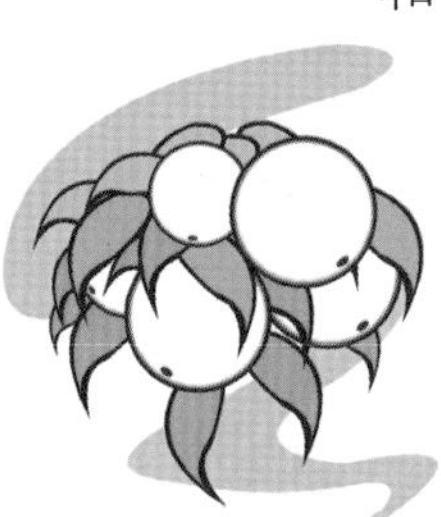

海味吃出「男子氣」

許多中年男性感覺體力不支、精力不濟，借助補藥養生，其實，自然的食物相對於人工合成的藥品，其安全性和可靠性都要好。海產品就有很好的滋補功效。

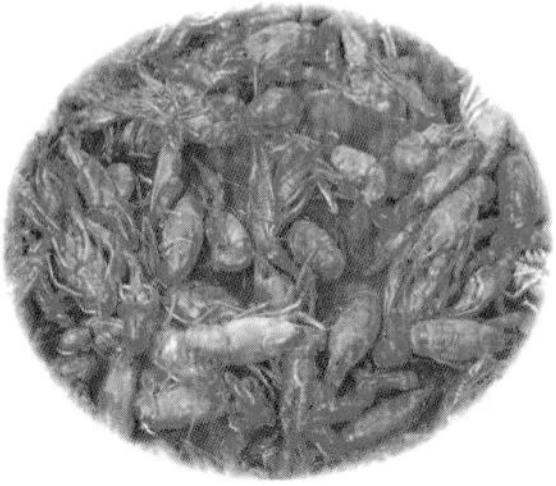

海參

有壯陽、益氣、通腸潤燥、止血消炎等功效。經常食用，對腎虛引起的遺尿、性功能減退等頗有益處。海參的食療有海參粥、海參雞湯等。

鰻魚

鰻魚能補虛壯陽、除風濕、強筋骨、調節血糖。對性功能減退、糖尿病、虛勞陽痿、風濕、筋骨軟等，均有調治之效。

海蛇

海蛇能補腎壯陽，治腎虛陽痿，並有祛風通絡、活血養膚之功效。

海藻

海藻類食品的含碘量為食品之冠。

海帶

碘缺乏不僅會造成神經系統、聽覺器官、甲狀腺發育的缺陷或畸形，還可導致性功能衰退、性慾降低。因此，要經常食用一些海藻類食物，如海帶、裙帶菜等。

金槍魚

金槍魚含有大量肌紅蛋白和細胞色素等色素蛋白，其脂肪酸大多為不飽和脂肪酸，具有降低血壓、膽固醇以及防治心血管病等功能。

此外，金槍魚還能補虛壯陽、除風濕、強筋骨、調節血糖。

蝦

蝦有補腎壯陽的功能，尤以淡水活蝦的壯陽益精作用最強。

帶魚

帶魚有壯陽益精、補益五臟之功效，對氣血不足、食少乏力、皮膚乾燥、陽痿，均有調治作用。

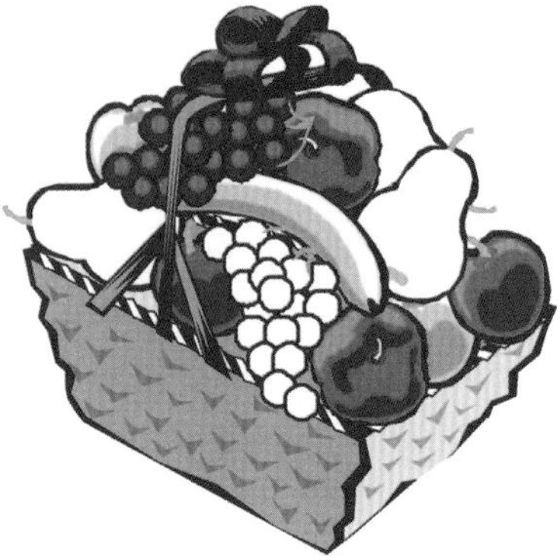

一週壯陽菜譜

壯陽菜譜對於因身體虛弱而造成的性功能減退者，有一定的療效，又美味可口，經濟實惠，富有營養。現將一週中的壯陽菜譜推薦如下：

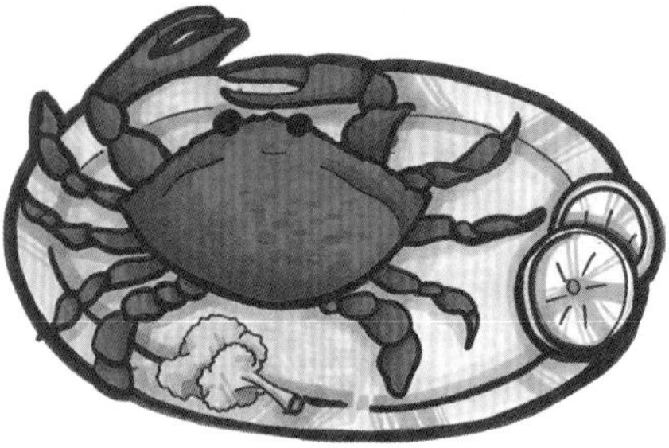

星期一

以韭菜為主料做成一種炒菜。例如，韭菜炒雞蛋、韭菜炒肉等。也可以韭菜為主料做成餡，包餃子、包子等。

星期二

以大蔥的蔥白為主料，做成各種適合自己口味的菜餚。

星期三

用豆腐、凍豆腐、豆腐皮為主料，選其中的一～二種做成各種各樣的「豆腐菜」，如炒豆腐、燉豆腐、黃豆芽燉豆腐、雪裏蕻燉豆腐、麻辣豆腐、五香豆腐等。

星期四

晚餐時最好能有一盤花生仁，油炸的、五香的都可以，但要連紅皮吃。也可擺一盤核桃仁，若無現成的核桃或核桃仁，用核桃仁罐頭也可以。

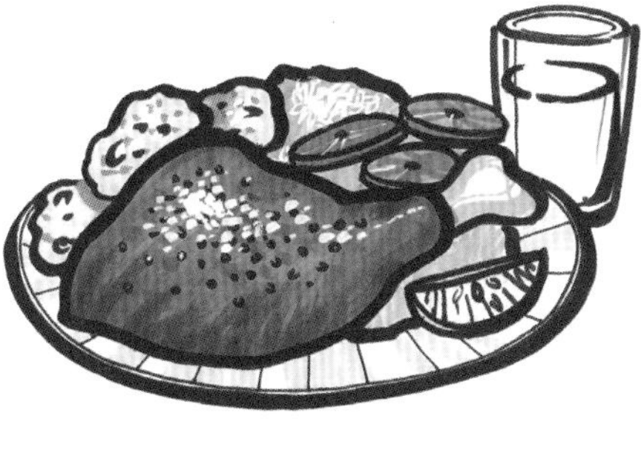

星期五

以蝦或紫菜為主料，做成溜大蝦、清炒大蝦等。紫菜可以做成紫菜湯等。這一天還可吃些牡蠣。

星期六

以羊肉為主料，做成羊肉湯、涮羊肉、羊肉丸子。羊肉餛飩、羊肉炒馬鈴薯絲、香酥羊肉等均可。

星期日

以鱔魚或鯰魚為主料，紅燜或清蒸均可。鮎魚還可做成鮎魚湯。

每天晚上應有一種壯陽菜擺在餐桌上，要堅持不斷。平時還可備一小碟芝麻或芝麻醬作為調味品，常吃對補腎也有好處。

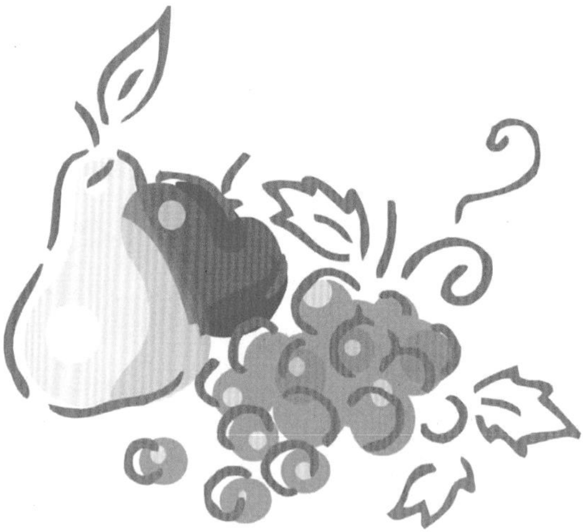

能提高女子性興奮的食物

豬腎

豬腎又名豬腰子。含有鋅、鐵、銅、磷、維生素B群、維生素C、蛋白質、脂肪等，是含鋅量較高的食品。

中醫認為，豬腎味鹹，有養陰補腎之功效。適宜於腎虛熱性慾較差的女性食用。《本草綱目》指出：「腎有虛熱者宜食之；若腎有虛寒者，非所矣。」因腎虛熱所致的性慾低下者，常食豬腎有提高性興奮作用。

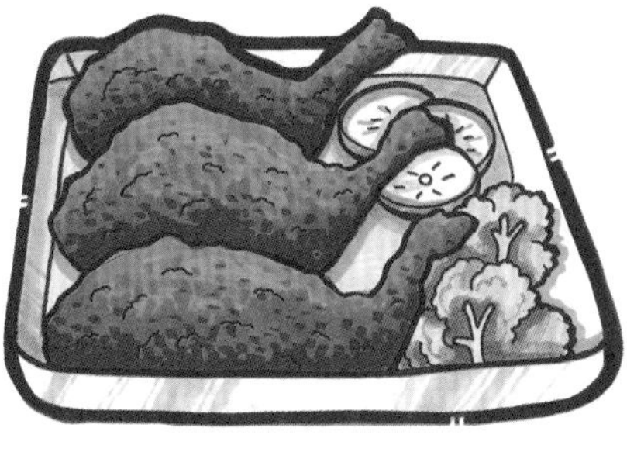

子母雞

為未生蛋的小母雞，含有豐富的蛋白質，維生素E、維生素B群、鈣、磷、鐵等。其味鮮美，性平，有滋陰潤燥、補精填髓之功。營養缺乏而性慾較弱的女子最宜服用。

烏骨雞

又名烏雞，藥雞、黑腳雞。含有維生素B_1、維生素E、泛酸、蛋白質、脂肪等。其味鮮美，性平，有滋陰清熱，補肝益腎之功。是成年女子的補益佳餚，《本草綱目》說它能「補虛勞，治消渴，益產婦，治婦人崩中帶下，一切虛損等症。」女性常食能滋陰補腎陽，提高性慾望。

鴿肉

鴿肉中含有豐富的蛋白質、鐵、磷、鉀等，含脂肪較少。其味鮮美，性平，有補肝腎，益氣，添精血之功。《本草綱目》中說「鴿性淫易合，故名。凡鳥皆雄乘雌此特雌乘雄，故其性最淫。」女性常食鴿肉可調補氣血，提高性慾。

鴿蛋

含優質蛋白質、磷脂、鐵、鈣、維生素A、維生素B_1、維生素B_2、維生素D等營養成分。具有改善皮膚細胞活力，增強

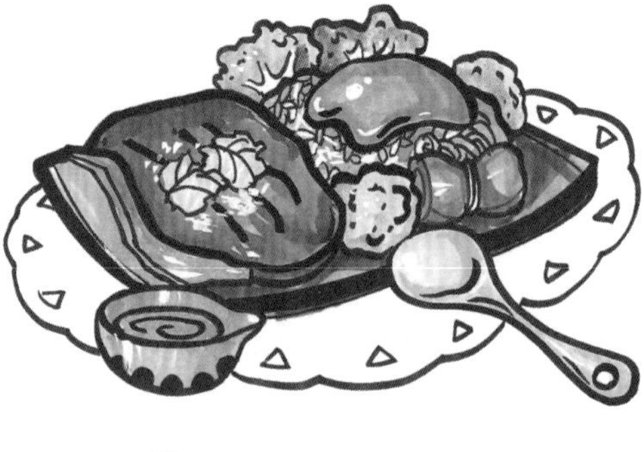

皮膚彈性，改善血液循環，使面色紅潤等功效。

中醫認為，鴿蛋味甘，性平，具有補肝腎、益精氣、豐肌膚諸功效。鴿蛋有提高性功能作用。性慾旺盛者及孕婦不宜食。

旱鴨

又名洋鴨，麝香鴨。含豐富的蛋白質、維生素和必需氨基酸。其味鮮美，性微溫，有溫補腎陽、提高性機能之功效。可治療因腎陽虛所引起的性冷淡。

《本草綱目遺》指出：「其性淫，雌雄相交，且必四五次，故房求用之；助陽道，健腰膝，補命門，暖水臟。」

雪蝦蟆

生活在中國新疆巴里坤雪山之中，形似蝦蟆，遍身有金線紋。為一種珍貴的美味和補益食品。其性大熱，有補命門，益丹田之功，可提高女性性功能。

月經期不服食此物。

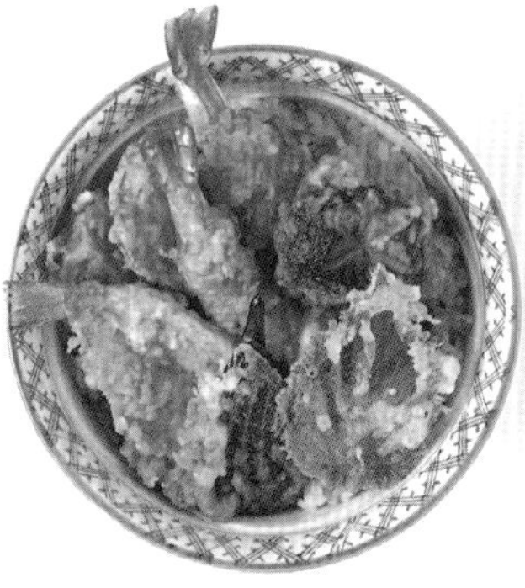

黑大豆

又名黑豆，烏豆。含有豐富的蛋白質、異黃酮類物質及胡蘿蔔素、煙酸，維生素B_1等。其中的異黃酮物質具有雌激素樣作用。其性平，有補腎益精，護肝，明目等作用。現代醫學證明，黑豆有提高女性性慾的功能。

眉豆

含有植物蛋白、維生素B_1、煙酸、粗纖維及鈣、磷、鐵等。其性平，有健脾腎，益氣調中功效。女子常食，可調節性功能。

甲魚

又名圓魚、團魚、鱉。含有膠質蛋白、脂肪、碘、維生素A、維生素B_1、維生素D、煙酸、蛋白質、鐵、鈣、磷等營養素。其味甘而鮮美，性平。有滋陰補腎，益氣補虛功效。是女性的美食和婦科良藥，對改善女性性功能，預防和治療婦科疾病有較好的效果。女性常食可大補陰之不足，激發青春活力。

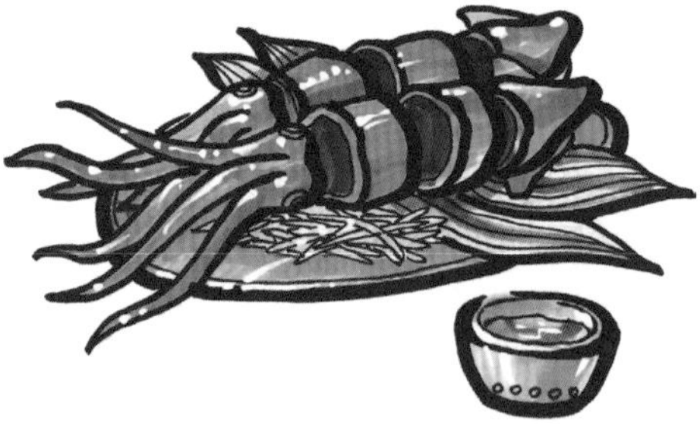

鯉魚

含有優質蛋白質，脂肪、鈣、磷、鐵、維生素B_1、煙酸等。其味甘，性平，有壯腰補腎、益氣養精之功效。

醫學研究發現，雄性鯉魚腹中的囊形白色漿狀物，有提高男性性功能作用；雌性鯉魚腹內的魚子含女性激素，有提高女子性功能作用。一般情況下，女性服雌鯉魚為好。

芹菜

又名香芹、旱芹、胡芹、藥芹等。芹菜含芹菜甙、芫荽甙、甘露醇、胡蘿蔔素、維生素B_1、維生素B_2、煙酸、維生素C、蛋白質、脂肪、游離氨基酸、鐵、鉀、鈉、鈣、磷等營養素。具有提高男女性慾水準的作用，性冷淡的女性常食芹菜有較好的效果。

石松子

含石松子油酸、多種不飽和脂肪酸、木聚糖、精蛋白、雌激素等。其性平，有補

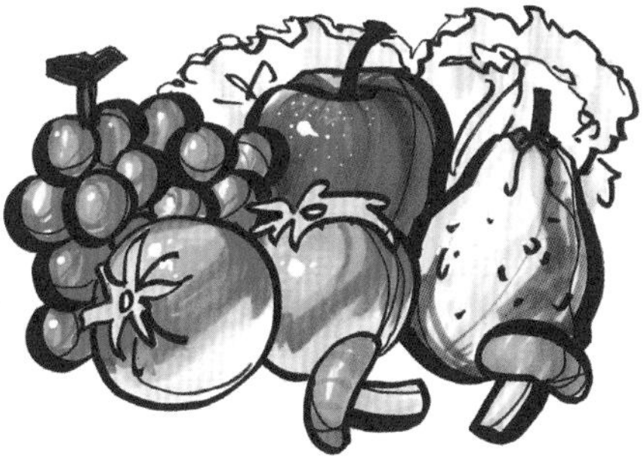

腎益精之功效。現代醫學證實，石松子提取物可引起切除卵巢的大鼠出現動情期。女性常服可提高性功能。

烏梅

又稱桂梅、梅果。含有甾醇、維生素E、維生素B、維生素C、蘋果酸，檸檬酸、鐵、磷等。其味酸、性溫，有健脾和胃，補養肝腎之功效。醫學研究發現，食用烏梅之後，腮腺會分泌出較多的腮腺素。這種腮腺素有「回春」作用。可煥發人的青春，提高性功能和性慾。四十歲左右的女性常食烏梅有保青春作用。

葡萄

含有果糖、葡萄糖、木糖、蘋果酸、草酸、檸檬酸、植物蛋白、維生素A、維生素B_1、維生素C、煙酸、鈣、磷、鐵等。其味甘，性平，有補氣血，益肝腎之功效。國外醫學研究證明，葡萄是強壯體魄，提高性機能活動的食品。並有補氣血，滋腎液、益肝陰、強筋骨、止渴、安胎功效。女性常食有增強性慾作用。

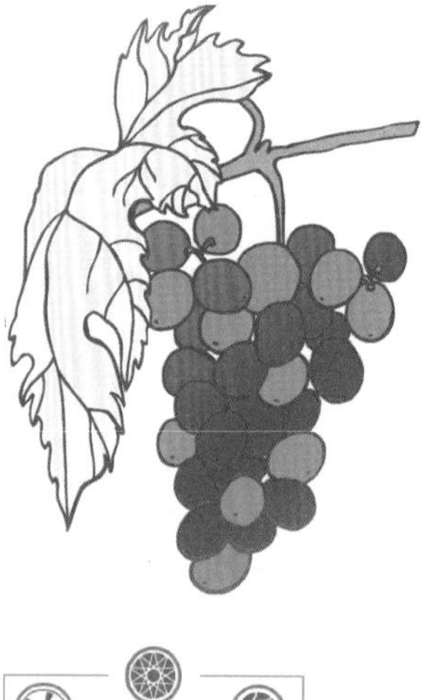

大棗

又稱紅棗、美棗。含植物蛋白質、脂肪、維生素C、維生素B_2、鐵、鈣、磷、蘋果酸、酒石酸等。其味甘，性平。有補氣血、健脾胃、助陰氣功效。氣虛腎虧的婦女經常吃大棗，可增強性慾。

枸杞子

枸杞子又名枸杞。含有胡蘿蔔素、維生素B_1、維生素B_2、煙酸、維生素C、維生素E、多種游離氨基酸、亞油酸、甜芋鹹、鐵、鉀、鋅、鈣、磷等成分。有滋補肝腎、益精明目、和血潤燥、澤膚悅顏等功效，是提高男女性功能的健康良藥。

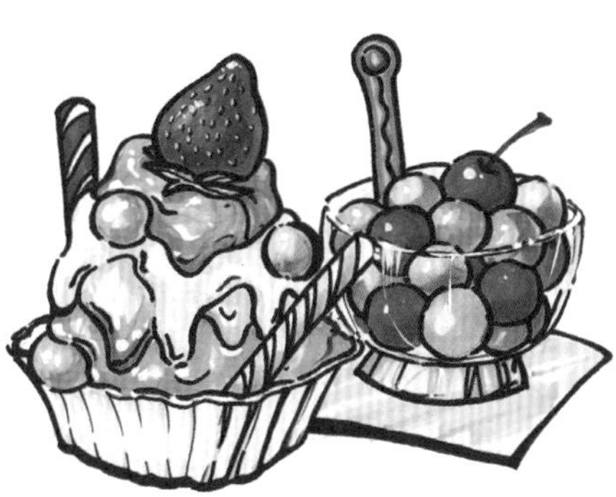

龍眼肉

味道鮮美，有強腎補胃、滋陰壯陽作用。對由腎虛引起的婦女蝴蝶斑亦有較好的療效。對於喜食甜食而胃腸功能較弱的人來說，是良好的促性慾及美容食品。

蜂王胚

又名蜂王卵、蜂子，含有優質蛋白質、卵磷脂、腦磷脂、果糖、葡萄糖、麥芽糖、鋅、硒、鐵、鈣、磷、銅、鉀、鎂、維生素B_1、維生素B_2、煙酸、維生素D、維生素E、維生素K、多種轉化酶、激素樣物質、游離氨基酸等成分。

中、老年女性常服用蜂王胚，不但美膚益顏效果好，還可以改善性功能。有性功能低下的女性，可將此物作為優先考慮的食品。

油菜子

油菜子又名芸苔子。富含維生素E、甾醇，還含有植物蛋白、必需氨基酸、油酸、亞油酸、亞麻油酸等。中醫認為油菜子味辛、性溫，有活血行氣、壯腰固腎之功，有提高女子性興奮的作用。

肉蓯蓉

肉蓯蓉又名蓯蓉、黑司令。含有對人體有益及改善性功能的微量元素。其性溫，有補腎益精功效，對腎陽虛引起的性慾低下及不孕有較好的效果。

男女防食療

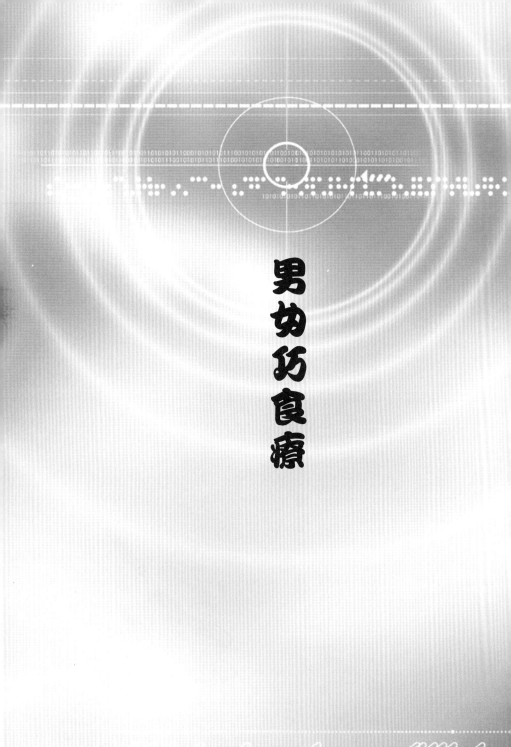

巧用補陽藥膳

補陽類藥膳是選用助陽溫性藥物，配合一定食物，經烹調而成的藥膳食品，具有溫腎壯陽、增強體質、提高性功能和生殖力的功效。

壯陽狗肉湯

【功效】：溫腎助陽，補益精髓。適用於陽氣虛衰、精神不振、腰膝酸軟等症。

【配料】：狗肉二五〇克，附片十五克，菟絲子十克，食鹽、味精、生薑、蔥、料酒各適量。

【製作】：狗肉洗淨，整塊放入開水鍋內汆透，放入涼水，洗淨血沫後撈出，切成三公分見方的塊；薑、蔥切好備用。狗肉放入鍋內，同薑片煸炒，加入料酒，然後將狗肉、薑片一起倒入砂鍋內；同時將菟絲子、附片用紗布裝好紮緊，與食鹽、蔥一起放入砂鍋，加清湯適量，用大火燒開，文火煨燉，煮至肉熟爛。

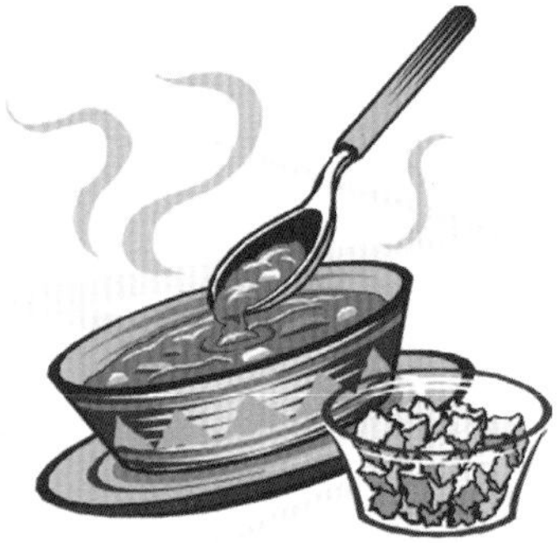

【用法】：服用時，揀去藥包不用，加入味精，吃肉喝湯。每日二次，作餐食。

冬蟲夏草鴨

【功效】：補虛助陽。適用於久病體虛、貧血、肢冷自汗、盜汗、陽痿、遺精等症。

【配料】：雄鴨一隻，冬蟲夏草五～十枚，蔥、薑、食鹽各適量。

【製作】：雄鴨去毛及內臟，洗淨後，放在砂鍋或鋁鍋內。放入冬蟲夏草和食鹽、薑、蔥等調料，加水適量，以小火煨燉，熟爛即可（或將冬蟲夏草放入鴨腹內，置砂鍋內，加清水適量，隔水燉熟，調味服食）。

【用法】：作餐食。

核桃仁炒韭菜

【功效】：補腎助陽。適用於陽痿。

【配料】：核桃仁五十克，韭菜、香油、食鹽各適量。

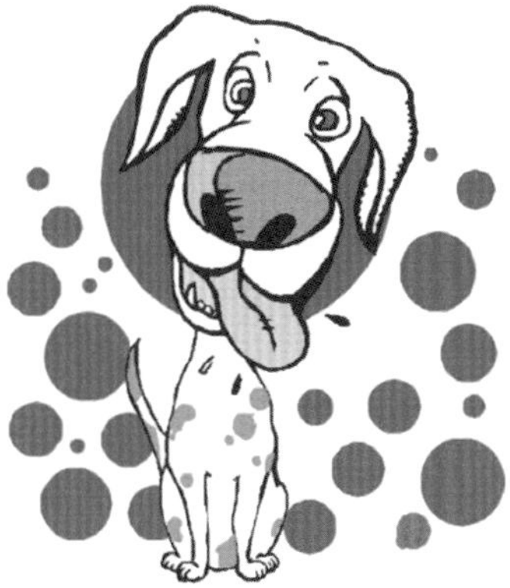

【製作】：核桃仁用香油炸黃。將韭菜洗淨，切成段後，放入鍋內與核桃仁翻炒，加入食鹽調味即可。

【用法】：作餐食。

雀兒粥

【功效】：益氣壯陽，強筋壯骨。治神疲乏力、腰膝無力、陽痿、早洩等虛損病症。

【配料】：雀兒五隻，小米五十克，蔥白、料酒適量。

【製作】：將雀洗淨細切；蔥白切段。將雀兒肉煸炒，然後加入料酒，稍煮，加適量水，下米煮粥，粥將熟時，下蔥白及調料，煮一～二沸即成。

【用法】：空腹食用。

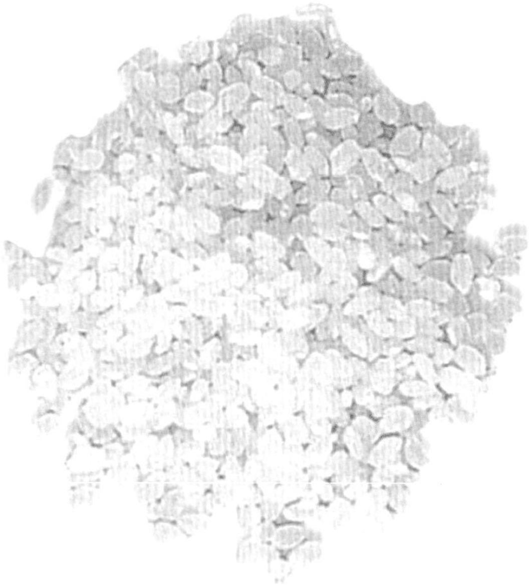

喝粥出「偉男」

海參粥

海參適量，大米或糯米一百克。先將海參浸透，剖洗乾淨，切片煮爛後，加入大米煮為稀粥。食用可補腎、益精、養血，適用於精血虧損、體質虛弱、性機能減退、遺精、尿頻等。

韭菜籽粥

韭菜籽五～十克，粳米六十克，鹽適量。將韭菜籽研細末。以米煮粥，待粥沸後，加入韭菜籽末及食鹽，同煮為稀粥，空腹食用。此粥補腎壯陽，固精止遺，暖胃健脾。適用於脾腎陽虛所致的陽痿、早洩、遺精、小便頻數等。

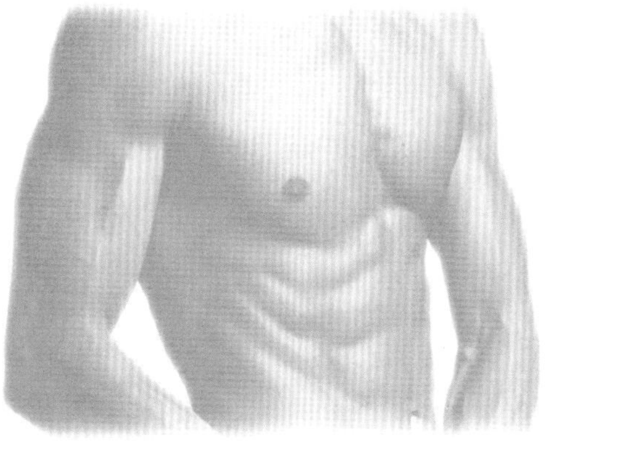

蓯蓉羊肉粥

肉蓯蓉（中藥店有售）十五克，精羊肉一百克，粳米一百克，細鹽少許。分別將肉蓯蓉、精羊肉洗淨切細，先用砂鍋煎肉蓯蓉取汁，去渣，入羊肉、粳米同煮，待沸後再加入鹽、薑、蔥諸物，煮成稀粥，當主食服用。

具有溫補腎陽，固澀關精之功效。適用於滑精頻作，面色蒼白，氣短神疲，形寒肢冷，腰脊酸痛，舌淡、脈沉溺無力。

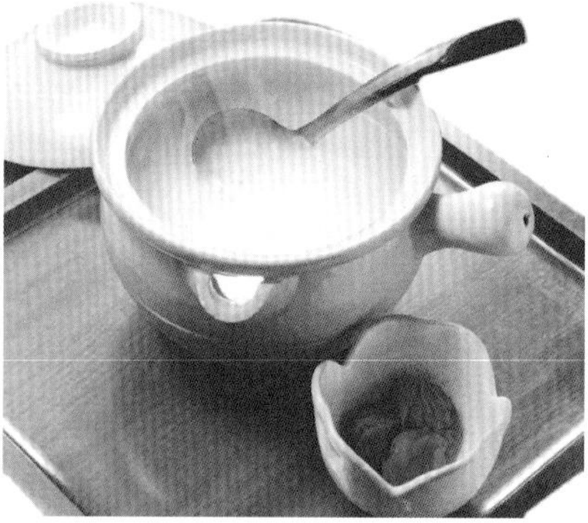

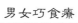

海狗腎粥

海狗腎十五克，粳米六十克。將海狗腎用溫水浸泡二十四小時，順尿道處剖成兩半，除去筋膜，洗淨，切成節。粳米淘洗乾淨。將海狗腎放入鍋內，加入適量清水和蔥、生薑、料酒、食鹽。先用武火煮沸，再用文火熬至半熟，投入粳米，同煮成粥，供早晚餐溫熱食用。暖腎助陽，固精益髓。可治命門火衰、陽萎不舉、早洩、滑精、精冷無子、腰酸、怕冷、小便頻數。

麻雀粥

麻雀五～十個，粳米一百克，蔥白三莖，白酒少許。先將麻雀去毛，剖去內臟，洗淨後炒熟，然後放入白酒少量，稍煮，再加水，入粳米煮粥，待粥熟時，加蔥白，再煮一～二沸即可。作冬三月早晚餐或點心，溫熱服。壯陽、暖腎、益精，適用於陽虛羸弱、性功能低下、陽痿、腎虛多尿、腰酸怕冷等症。

桃仁粥

桃仁十～十五克，粳米五十～一百克。淨桃仁搗爛如泥，去皮，研汁去渣，與粳米同煮為稀粥。每日服二次。

活血通絡，祛瘀止痛。適用於陰部外傷後陽強不倒，陽莖、龜頭等色紫或見瘀斑，且陰部脹悶刺痛等症。

海參粥

海參適量，粳米一百克。先將海參浸透，剖洗乾淨，切片後煮爛，同米煮為稀粥。可隨意服食。補腎益精，養血。

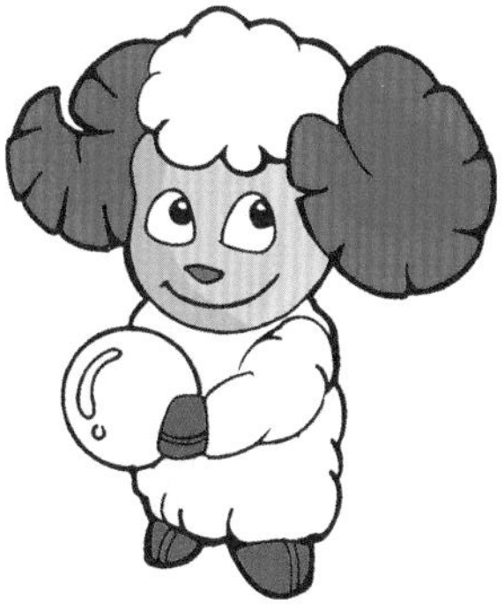

適用於精血虧損、體質虛弱、性機能減退、遺精、小便頻數等症。

雙鳳壯陽粥

麻雀五隻，子公雞一隻，補骨脂、巴戟天、淫羊藿各十五克，粳米二五〇克，鹽、薑適量。將麻雀、公雞宰殺，脫毛去內臟，取肉待用，諸藥布包入砂鍋加水，煎湯去渣，將肉、藥汁、薑、鹽、粳米同煮成粥。每日一～二次，溫熱服。補腎壯陽，強筋健骨。適用於腎陽虛虧、筋骨失健、性功能低下、陽痿早洩、腰膝冷痛、宮寒不孕、形寒畏冷、風濕痹痛等症。

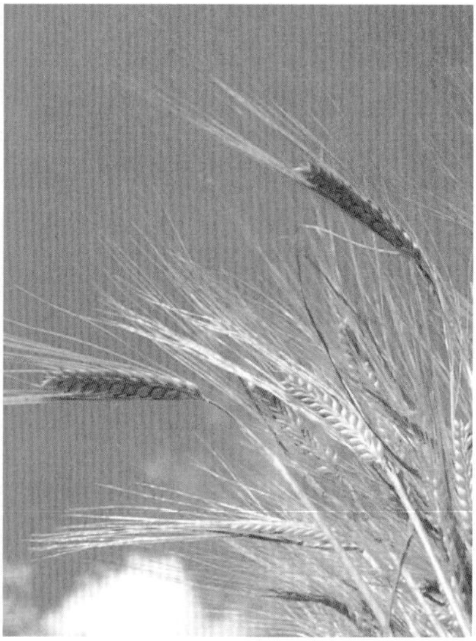

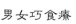

紅豆粥

紅豆三十克，白米五十克，白糖適量。先煮紅豆至熟，再入白米做粥，加入白糖。做早點或夜宵食用。除濕熱，利小便。適用於濕熱內蘊、遏阻精關、陽強不倒、精液不出。

巧用腎補保健食譜

腎與性功能在生理上密切相關，因而提高性功能的最佳途徑是補腎。補腎就是要補腎中所藏之精血的不足。腎中所藏之精血的來源，一靠與生俱來，二靠後天飲食，其中飲食是人體精血的主要來源。常食腎補保健食物，可使精血充盈，腎氣旺盛，提高腎的功能。

羊腎和乳粉

羊腎一只，乳粉二十克。將羊腎剖開，挖去白色筋膜和臊膝，清洗乾淨，放在鍋內，加入清水。加熱燉煮三十分鐘左右，以羊腎煮熟為度。兌入乳粉。空腹食用。溫腎益氣，補精添髓，用

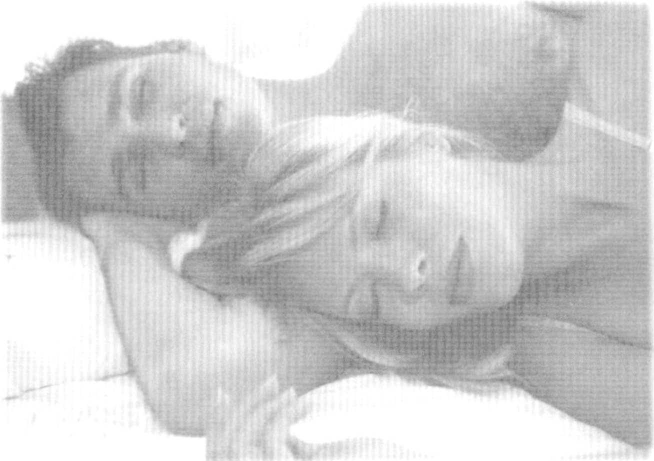

治下焦虛冷，陽痿不舉，腳膝無力。

肉蓯蓉燉羊腎

羊腎一對，肉蓯蓉三十克。將羊腎剖開，挖去白色筋膜和臊腺，清洗乾淨；肉蓯蓉洗淨，切片。將羊腎與肉蓯蓉一併放在砂鍋內，加入清水，先用武火煮沸，再用文火燉煮二十～三十分鐘，以羊腎熟爛為度。撈去肉蓯蓉片，酌加適量胡椒末、味精和精鹽。當菜或點心食用。補腎助陽，益精潤腸。用治腎虛勞損、陽痿，腰膝酸軟、耳聾、夜尿頻多和陽氣虛弱所致大便秘結。

海狗腎酒

海狗腎一具，生曬參十五克，山藥三十克，米泄酒一千克。先將海狗腎洗淨酒浸，切片；再將人參、山藥洗淨，乾燥，銼為粉末，一併裝入紗布袋內，紮緊袋口，放在瓷壇內，倒入米酒，密封壇口。每日振搖一次，浸泡七天以上。每次飲用二匙，一日二次。溫腎助陽，益精補氣。

用治腎陽虛衰、陽痿、滑精、不育、畏寒肢冷、精神不振、腰膝冷痛。

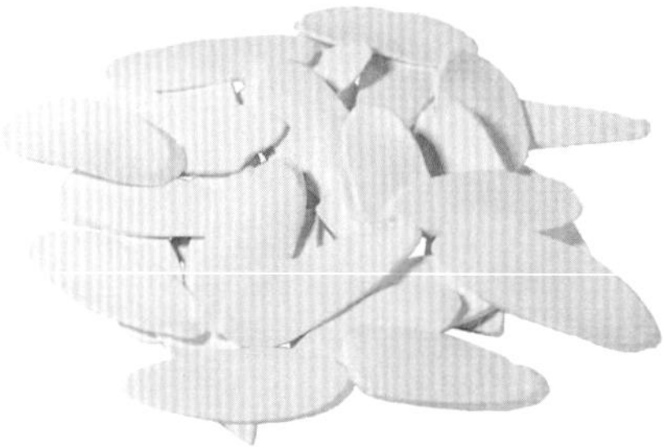

男子性功能減退巧食療

性生活是夫妻恩愛和諧的重要組成部分，如果男子性功能低下，就可能影響夫妻性生活的和諧，這常常使男子們感到憂慮和苦惱。

影響男子性功能的原因除少數先天性性器官發育不良外，很多是由於房事過於頻繁，而飲食跟不上造成的。因此，增強男子性功能和避免性功能過早減退的最好途徑，還是平時的飲食營養和食療。

紅糖薑粉

鮮生薑五百克，紅糖五百克。將生薑搗如泥狀，混入紅糖，搗勻，蒸一小時，曬三日，共九蒸九曬。最好在三伏天，就是每伏各蒸曬三次，在月經期開始服用，每次一匙，一日三次，連服一月。服藥期間禁止同房過性生活。主治性功能減退。

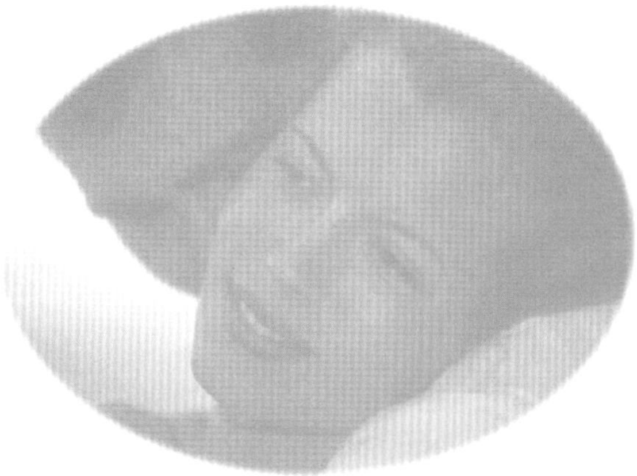

益陽麻雀

麻雀十五隻、小茴香十克、大茴香十克、生薑九克、大蒜十克、菜油適量。將麻雀去毛和內臟，在油鍋中炸酥，將炸過的麻雀，同藥料一起放入鍋內，加水適量，煮沸後，文火煨一小時左右撈出麻雀食之，每日三～五隻，半月即可見功效。

主治腎虛或氣鬱之陽痿、早洩、性慾減退等症。

活力寶

冬蟲夏草五克，人參二克，淫羊藿十五克，烏雞一隻。將烏雞去毛及內臟，切塊，放鍋內加水適量，放入冬蟲夏草、人參及淫羊藿（紗布包）共燉。食肉，喝湯。早晚各服一次。補精髓，益氣血，抗衰老。適用於陰陽氣血皆虛、性功能減退、性慾低下。兼有神疲乏力、健忘失眠、面色光白、頭暈目眩等症。

鹿茸山藥酒

鹿茸十五克，山藥六十克，白酒一千毫升。將鹿茸、山

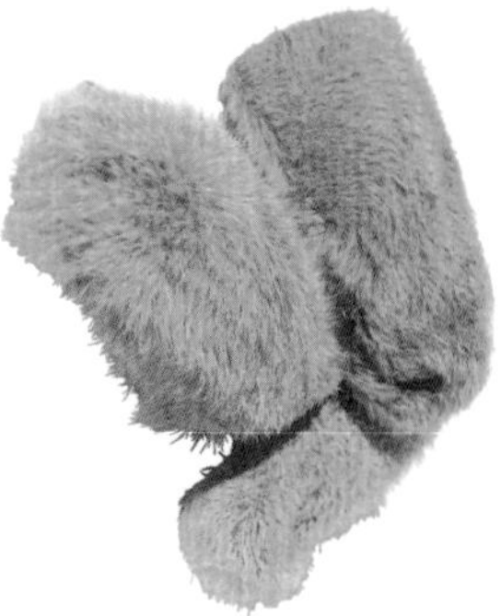

藥與白酒共置入容器中，密封浸泡七天以上便可服用。每日三次，每次飲服十五～二十毫升。補腎壯陽。適用於性慾減退、陽痿、遺精、早洩；腎陽虛弱的遺尿、久瀉、再生障礙性貧血及其它貧血症。

不射精症巧食療

不射精是指在性交過程中，陰莖能夠勃起堅硬，但在出現性慾高潮時，不能射精或不能在女性陰道內射精，達不到性慾高潮，在陰莖勃起一段時間後，就慢慢變軟下來而恢復正常。

不射精的原因較多，其中百分之九十為心理因素，器質性原因較少。採用飲食療法可以起到輔助治療作用。

桃仁墨魚

墨魚一條，桃仁六克。將墨魚洗淨與桃仁同煮後，去

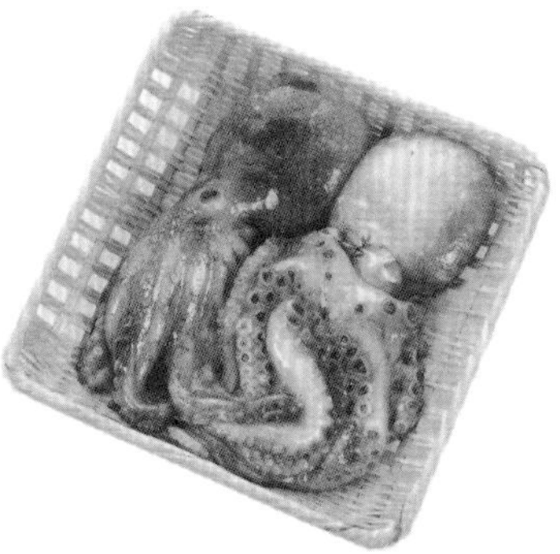

湯，只吃魚肉。適用於淤血阻滯型不射精症。

雙鞭壯陽湯

枸杞子、菟絲子各十克，牛鞭一百克，狗鞭一百克，羊肉一百克，母雞肉五十克，以花椒、生薑、料酒、味精、豬油、食鹽為作料共煮，煮熟後吃肉喝湯，適用於腎虧虛不射精型。

增精蛹

核桃肉、枸杞子、蠶蛹各三十克，懷牛膝二十克。將核桃肉與蠶蛹微炒，與枸杞子隔水蒸熟；將牛懷膝煎湯。用牛懷膝湯送服。每日一劑，連服數日。補腎壯陽，填精養血。適用於陽痿或不能射精、腰膝酸軟等。

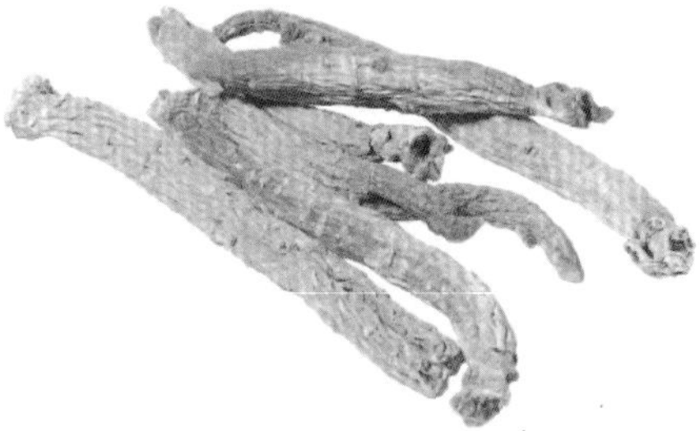

韭狗腎

狗腎一具，韭菜二五〇克，料酒十五克，鹽適量。將狗腎洗淨，切片；韭菜洗淨，切半寸節。將鍋燒熱，倒入食油，待熱，武火爆炒狗腎片，待熟，放入韭菜、精鹽、料酒，稍炒即可。每晚佐餐，連服數日。補腎壯陽。

適用於腎陽不足、陽痿、遺精、不能射精等症。

補腎填精湯

熟地、枸杞子、覆盆子、桑椹子、菟絲子各十五克。山萸肉九克，五味子六克。將以上各味水煎服。每日一劑，早晚各服一次，四十天為一療程。滋腎通竅。

適用於陰虛火旺型不射精者。

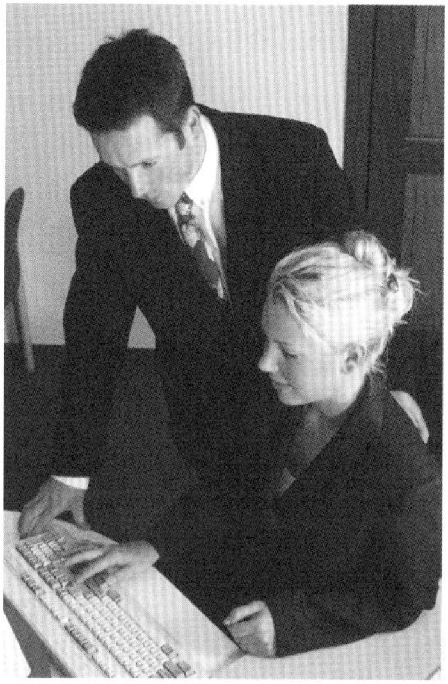

蔥燉豬蹄

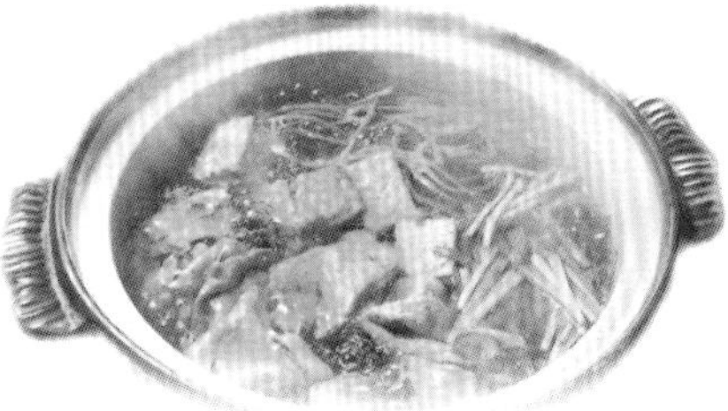

豬蹄四個，蔥五十克。將豬蹄洗淨，用刀劃口，置鍋內，加入蔥、食鹽適量，加水，先用旺火煮沸，再用小火燉爛即成。佐餐食用。分頓吃蹄喝湯。填精補益，滋補陰液。

適用於陰虛火旺之不射精症。兼見陽強易舉但舉而不堅，舌紅，脈細數。

血精巧食療

血精，顧名思義是精液裏有血，也就是乳白色的精液變成粉紅色、紅色，或夾帶有血絲，在顯微鏡下可見到大量紅細胞。得了這種病的人，可伴有輕度會陰、直腸及下腹部疼痛，或有排尿疼痛等泌尿道感染的徵象。

血精是精囊與前列腺、泌尿道、直腸等器官相鄰的部位有炎症時，細菌很容易蔓延到精囊引起發炎，精囊就腫脹、充血和出血，故造成血精的最常見疾病是精囊炎。血精的治療，除針對病因治療精囊炎症外，飲食療法常可取得較好的效果。

鯉魚湯

鯉魚一條（重約二五〇～五〇〇克），胡椒、小茴香、蔥、薑各適量。將魚去鱗，去內臟，洗淨放適量水煮湯，熟後加入調料。常吃有效。清利濕熱。適用於濕熱下注所致的血精。

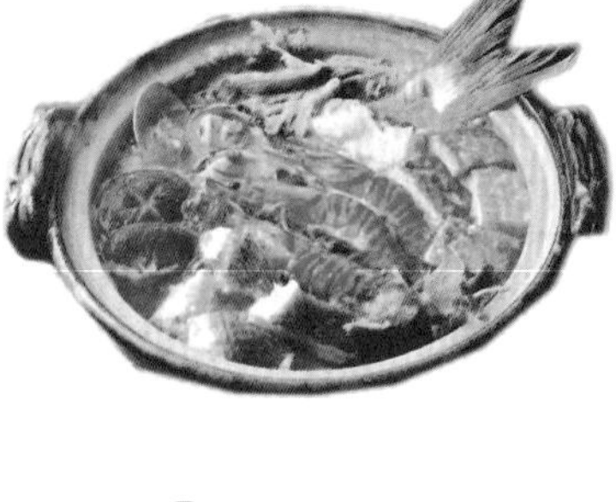

豬脬薏米粥

豬脬（膀胱）二只，薏米仁一百克。將豬脬用溫水漂洗乾淨，切成條狀，鍋中加油微炒，放入薏米仁及蔥、薑、糖適量，加水文火燒煮成粥，以上為一日量，空腹服，一～二次服完。半個月為一療程。清熱利濕。

適用於濕熱蘊結而致的血精。

鮮藕粥

鮮藕五十克，粳米五十克，白糖適量。鮮藕與粳米共煮成粥。放白糖適量調服。

功效清熱涼血，生津止渴。適用於血熱型血精。

山藥羊肉粥

羊肉、山藥各五百克，大米二五〇克。羊肉煮熟爛作羹，山藥研泥，肉湯內下米，共煮成粥食之。益腎壯陽。適用於腎陽虛所致的血精。

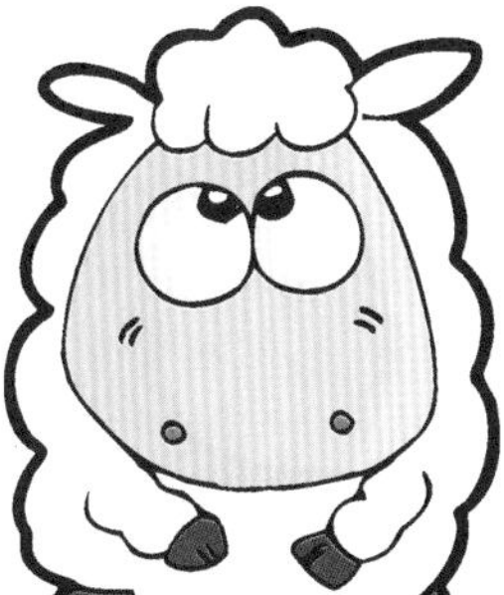

蓮子粥

蓮子、大米各五十克，白糖適量。蓮子去心，同大米煮粥，粥熟加白糖調味服食。補益心脾。適用於心脾損型血精。

生地黃粥

生地煮汁一五〇毫升，陳倉米適量。取生地黃汁加入陳倉米粥中，攪拌勻。服食。滋陰降火。適用於陰虛火旺型血精。

陽痿巧食療

陽痿屬功能性障礙者，一般經由心理治療，特別是配合以食療，大部分都能收到很好的效果。飲食調配應遵循溫腎補胃、益精壯陽的原則。日常飲食中，除加強一般營養外，宜多用一些具有益腎壯陽的食品，如狗肉、羊肉、鹿肉、鹿腎、麻雀肉、麻雀卵、鵪鶉、韭菜、茴香、核桃等。伴有失眠和神經衰弱者，還要由飲食調節神經和

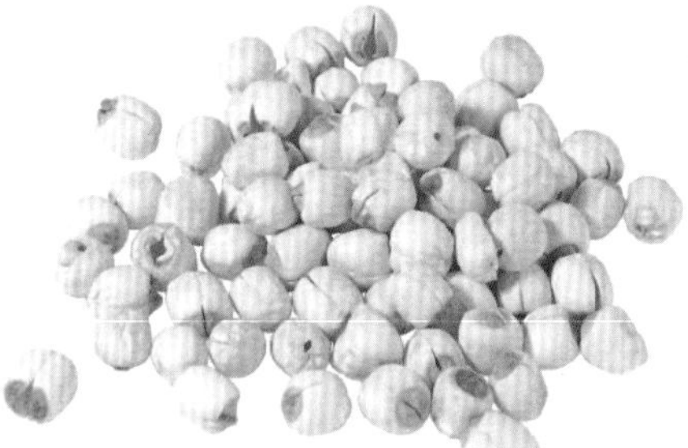

睡眠，白天可飲用茶水、咖啡類的飲料以保持旺盛精力，吃飯後宜飲用有安神作用的飲料，如酸棗仁湯、五味子飲等，以保證睡眠，嚴禁飲酒。

可選用具有很好的補腎壯陽作用的藥膳，堅持服用定會取得較好效果。

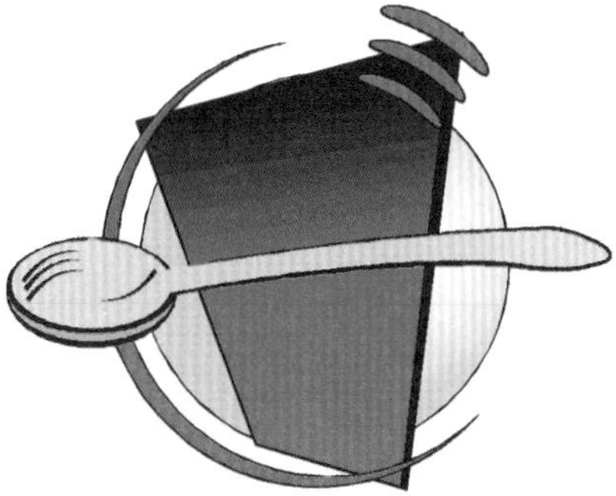

雄蠶蛾

雄蠶蛾二十隻，白酒三十克。選活雄蠶蛾，在熱鍋上焙乾，研末。每日早晚用白酒送服雄蠶蛾末三克，連服半月以上。補腎壯陽。適用於腎虛陽痿。忌服蘿蔔。

冬蟲蝦仁湯

冬蟲夏草九～十二克，蝦仁十五～三十克，生薑少許。將上三味入鍋加適量水，煎煮至水沸三十分鐘即可。取湯溫服。滋腎助陽。適用於腎虛陽痿等症。

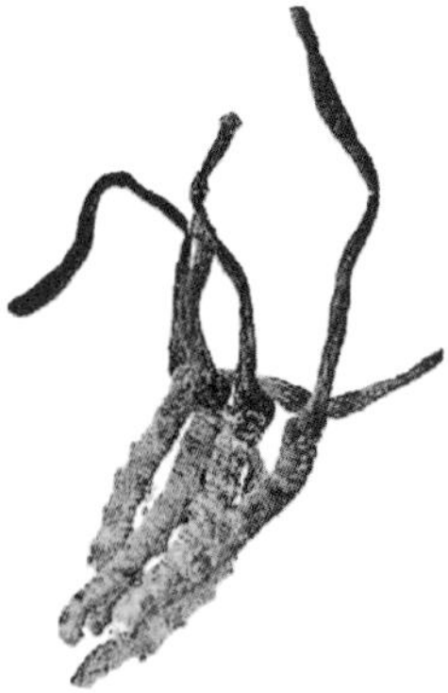

鹿桃二肉湯

鹿肉、胡桃肉各適量，食鹽少許。將鹿肉洗淨，切成小塊，與洗淨的胡桃肉同入鍋，加適量水共煮至熟，加食鹽調味即可。食肉，飲湯。補腎陽，強腰膝。適用於腎陽不足、腰膝酸軟、陽痿、遺精等症。

鱔蝦湯

鱔魚、大蝦各一百克，調料適量。將泥鰍剖去內臟用溫水洗淨；蝦亦洗淨；入鍋加水適量，置火上煮熟後，加生薑及鹽調味即成。飲湯，食魚和蝦。溫補腎陽。適用於腎陽虛之陽痿。

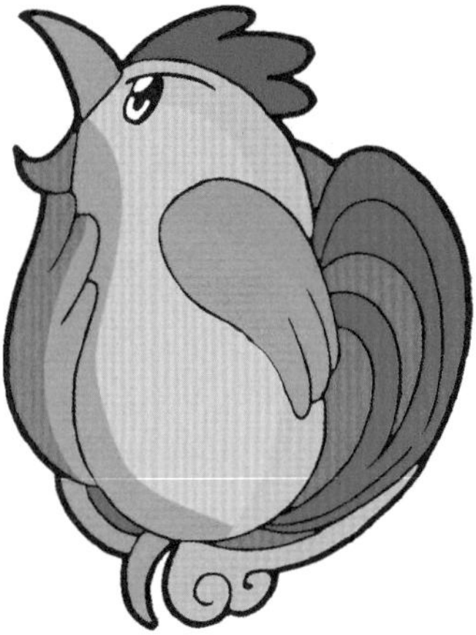

雞肝菟絲子湯

雄雞肝一～二具，菟絲子十～十五克。二味入鍋，加水適量同煎為湯。飲湯，食肝。常服有效。補腎氣，壯腎陽。適用於陽痿、遺精、早洩、小便頻數等症。

早洩巧食療

夫妻同房時，當勃起的陰莖剛剛觸及女性陰道便已射精，致使性行為無法繼續下去，叫做早洩，是男性性功能減退的一種表現。

中醫認為，早洩是由於恣情縱慾，房事過度而導致的精氣損傷、命門大衰。其治療原則一是節制性慾，二是益腎補精。早洩的食療有其特殊的療效。在日常飲食中應合理調配有溫腎壯陽作用的藥膳，以保證腎精的充滿。可多食用壯陽益精類食品，如韭菜、核桃、蜂蜜、蜂王漿、狗肉、羊肉、羊腎、狗腎、鹿肉、鹿鞭、牛鞭及豬、羊的外腎。此類食物應經常食用。還應保證蔬菜、水果的供給，以保證維生素的需要，特別是維生素B_1能維持神經系統興奮與抑制的平衡。嚴禁酗酒，保證睡眠。

下列藥膳對防治早洩有獨特功能，可選擇食用。

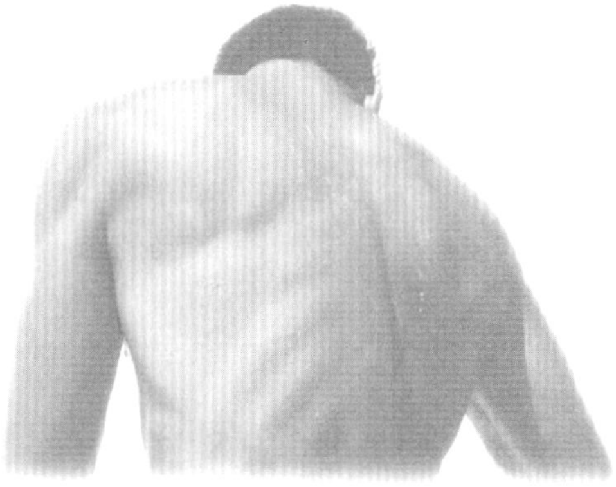

核桃乳劑

核桃仁二百克，用油炸酥，加糖適量研磨成乳劑或膏劑，一～二日內分次吃完。

桂圓肉酒

桂圓肉二百克，放在細口瓶內，倒入六十度白酒四百毫升，封閉瓶口，半個月後可飲用。每日二次，每次十～二十毫升。

菊花糯米酒

菊花十克剪碎，與糯米酒釀適量放在小鍋內拌勻，煮沸，頓食，每日兩次，治相火妄動所致早洩。

羊肉大米粥

羊腎一對，羊肉一百克，枸杞十克，大米一百克。將羊腎剖開去臊腺，切小塊；將羊肉切片，同大米一齊煮粥食用。每日分二次服。

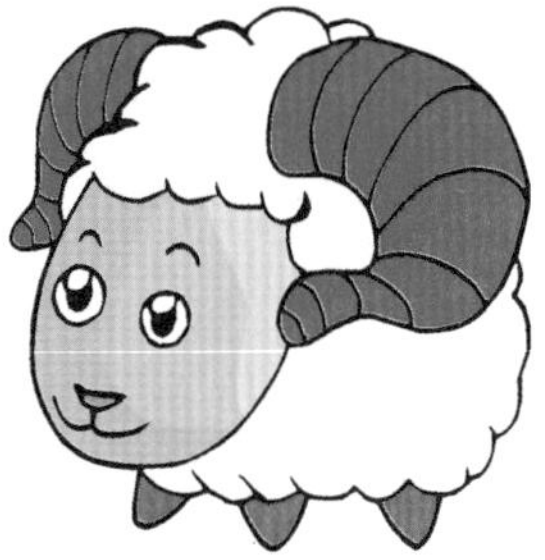

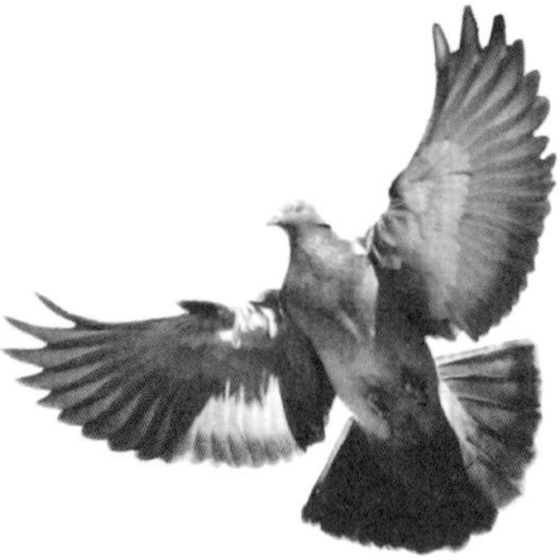

豬肚肉蓯蓉

豬肚一個，洗淨，將肉蓯蓉十克納入豬肚內，紮好後水煮熟，食肉飲湯。每日服一次。

鴿蛋龍眼枸杞子湯

鴿蛋兩個，煮熟去光，加龍眼肉、枸杞子各十五克，五味子十克，放於碗內，加水蒸熟，加糖食。每日二次。

巧用海產品壯陽食譜

海洋之中物產豐富，其中不乏男子漢的補品，除魚蝦之外，海參與蠔均可成為滋補的一分子。但請注意，蠔中含有豐富的膽固醇，高血壓者慎用。

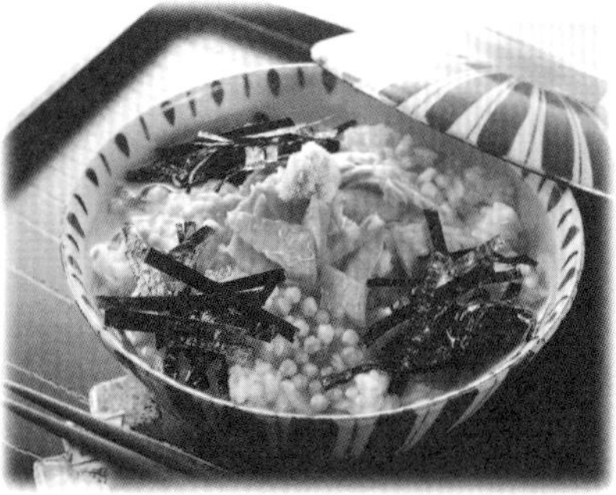

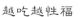

益智燉花膠

益智仁十克，巴戟天十九克，枸杞子十克，花膠七五克，生薑二片，紅棗二枚（去核），鹽少許。花膠預先浸透發開，切成塊狀，備用。將已經用清水洗淨的益智仁、巴戟天、枸杞子、生薑、紅棗連同花膠放入燉盅內，加入適量的水，蓋上燉盅蓋，放入鍋中，隔水、溫火燉五小時即可取出，加入鹽調味即可。

主治腎虛、腰膝酸痛、腿腳軟弱、小便頻密或清長、溺後餘瀝、遺精、早洩等症。

煎蠔餅

鮮蠔肉五百克，豆粉八十克，雞蛋一個，青蒜苗十五克，熟煮油一百克，精鹽、醬油、胡椒粉適量。豆粉加水拌城漿，放入鹽、蒜苗末，澆在蠔肉上，拌勻；平底鍋上放豬油燒熱，將蠔肉平攤在鍋底上，打入一個雞蛋，均勻攤於蠔肉上，等待蠔漿下層酥熟後翻轉，添適量豬油，雙面煎熟後，加醬油、胡椒分等即可上碟。益陽補腎。

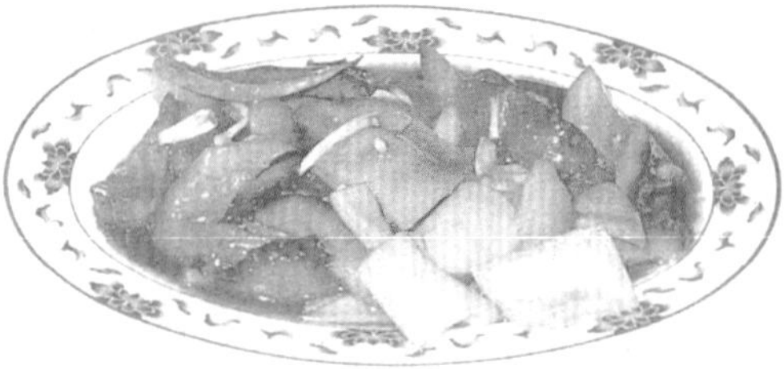

海參鴿蛋湯

肉蓯蓉二十克，海參一五〇克，紅棗四枚（去核），鴿蛋十二個，食鹽少許。海參預先用水發透，去內臟、內壁膜、用水洗乾淨備用；鴿蛋先入清水鍋中，煮熟，撈出，放入冷水內浸一下，剝去殼，備用；肉蓯蓉用清水洗乾淨，切片備用；紅棗四枚，用清水洗乾淨，去核，備用。將以上所有材料一起放入瓦煲中，加入適量清水，中火煲三小時，加入食鹽少許調味。對精血虧損、虛勞、陽痿、遺精等有療效。

蠔豉燜韭菜

蠔豉三十克（也可用蛤蜊肉代替），韭菜六十克，食鹽少許。用溫水將蠔豉浸發透，韭菜洗淨切段；將韭菜、蠔豉同入鍋內，加適量清水，置火上燜煮熟，調味即可食用。滋陰壯陽。

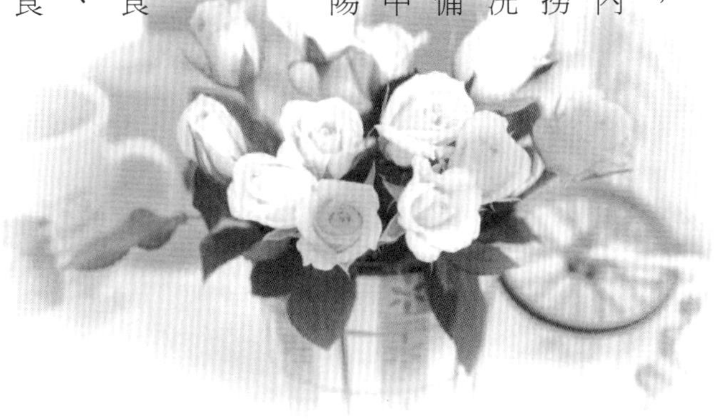

巧用酒類壯陽食譜

巴戟牛膝酒

巴戟天一五〇克，懷牛膝一五〇克，米酒一五〇〇克。

先將巴戟天、懷牛膝用清水洗淨，然後隔水蒸三十分鐘，取出風乾。再放入瓶內，煮入迷酒一五〇〇克，浸泡七日，即可取出飲用。

主治腎虛陽痿、雙腳軟弱無力等症。

狗脊菟絲酒

狗脊七五克，菟絲子七五克，川萆澥三八克，米酒一五〇〇克。將以上材料用清水洗乾淨後風乾，然後以其放入酒瓶內，加米酒，密封瓶口。浸泡十日左右，即可以飲

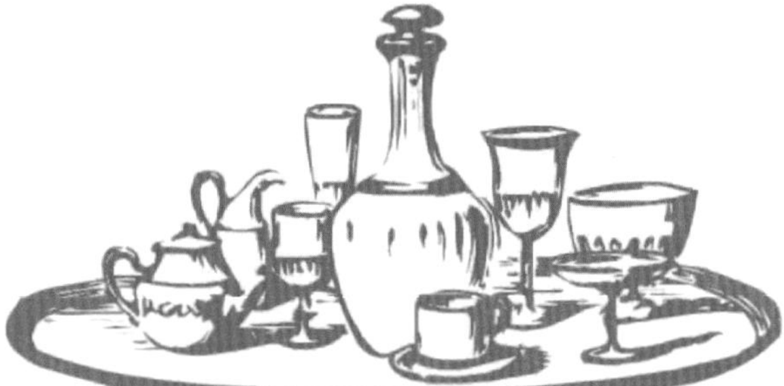

用。主治腎氣虧損、腰脊酸痛。

杜仲酒

杜仲一百克，白酒一五〇〇克。將已洗淨的杜仲切碎，放入酒中浸泡，封蓋，浸十日後可以開封飲用。補肝腎，強腰膝，治療腰脊酸痛、勞損腰痛。

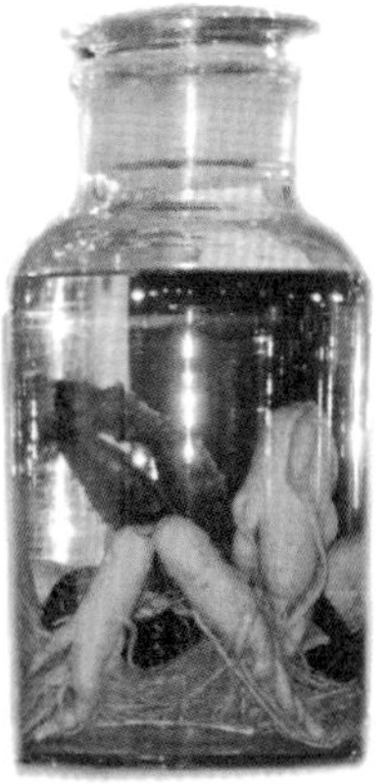

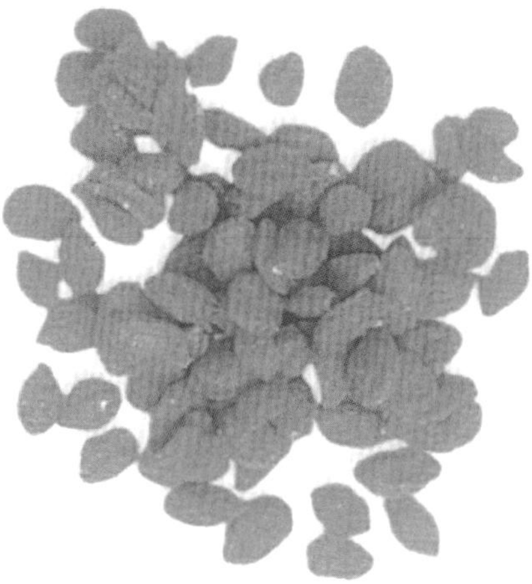

海馬酒

海馬一百克，米酒一五〇〇克。先將海馬用清水洗乾淨後瀝去水分，搗碎，放入酒瓶中，加入米酒，蓋上蓋子，密封口。浸泡十日後即可飲用。主治腎陽虛、陽痿不舉、腰膝酸軟等症。

枸杞酒

枸杞子六十克，白酒五百克。將枸杞子洗淨，泡入白酒內固封七天即成。補虛益精。

淫羊藿酒

淫羊藿六十克，白酒五百克。將淫羊藿放入紗布袋內，浸泡在白酒中，密封三日後即可飲用。補腎強骨，益肝，強身健體、治陽痿。

肉蓯蓉酒

肉蓯蓉一百克，米酒一五〇〇克。將肉蓯蓉用清水洗乾淨後風乾，放入瓶內，注入米酒一五〇〇克，泡七天後即可飲用。可治腎虛、記憶力減退、頭昏眼花、精神疲乏、陽痿、遺精等症。

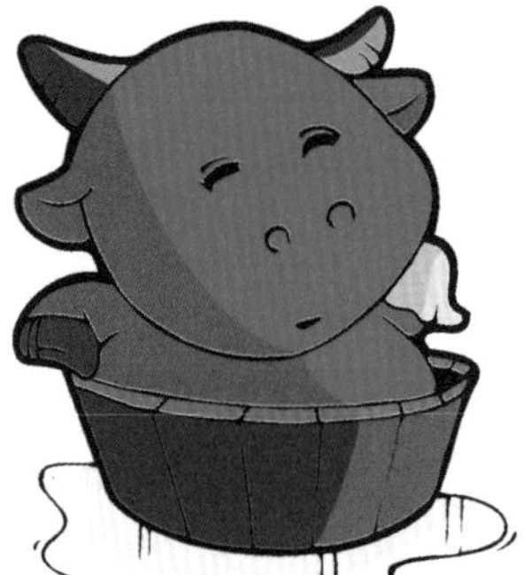

巧用鴨肉壯陽食譜

鴨，又名家鳧，別稱「扁嘴娘」，是我國農村普遍飼養的主要家禽之一。鴨肉味道鮮美，富含營養，不僅是城鄉百姓家庭餐桌上的葷食佳餚，而且還可入藥用於清補祛病。中國醫學認為，鴨肉味甘微鹹，性偏涼，入脾、胃、肺及腎經，具有「滋五臟之陰，清虛勞之熱，補血行水，養胃生津，止咳息驚」等功效，還有鴨血、鴨肝、鴨膽和鴨蛋清也具藥用價值。經常食用鴨肉除能補充人體必需的多種營養成分外，還可保健強身，對患有男子遺精、女子經血少等病症者尤為適宜。

民間常用鴨肉作藥膳食療的方法甚多，列舉以下幾種簡方供參考選用。

炸核桃鴨子

核桃仁二百顆，荸薺五十克，老鴨一隻，雞肉泥一二〇顆，蛋清適量，玉米粉、紹酒、食鹽少許。將老鴨宰殺後，去內臟洗淨，由滾水拖一遍，裝入盤內，放蔥、薑、食鹽、紹酒，上籠蒸熟後取出；將老鴨對半切開，另用蛋清、玉米粉、紹酒調成糊狀，再把核桃仁、荸薺剁碎加入糊中，拌勻後，鋪在鴨內膛上；將鴨子放入大油鍋中用溫火炸酥，成金黃色撈出，用刀切成條塊，放入盤內。

主治腎虛陽痿。

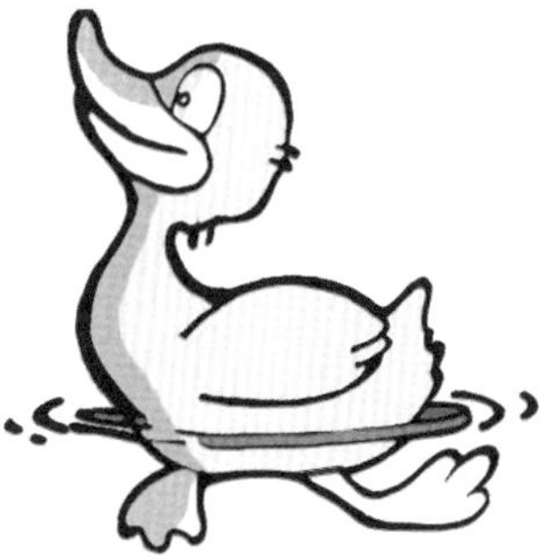

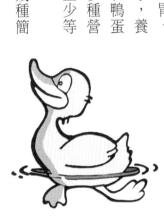

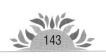

芡實煲老鴨

芡實一五〇克，老鴨一隻，食鹽少許。將芡實洗淨，用水浸泡。將老鴨開膛去內臟洗淨後，把芡實放入鴨腹中，然後把整隻鴨子放入瓦煲內，加適量清水用文火煲三小時左右，加食鹽少許，調味後食用。主治糖尿病、腎虛遺精。

蟲草燉鴨

冬蟲夏草十克，老雄鴨一隻，料酒、生薑、蔥白、胡椒粉、食鹽適量。將鴨宰殺，去淨毛和內臟，清洗乾淨，剁去鴨爪，在開水中過一下，撈出晾涼；冬蟲夏草用溫水洗乾淨，生薑、蔥切好待用。將鴨頭順頸劈開，取一部分冬蟲夏草和生薑、蔥白一起裝入鴨頭內，再用棉線纏緊，餘下的冬蟲夏草和生薑、蔥白一起裝入鴨腹內；再燉盅內加入清湯、食鹽、胡椒粉、料酒，調好味，用濕棉紙密封盆口，約三小時，取出後去掉棉紙，撿出生薑、蔥白即成。補胃腎，益精髓。適用於虛勞咳喘、自汗盜汗，陽痿遺精，腰膝酸軟、久虛

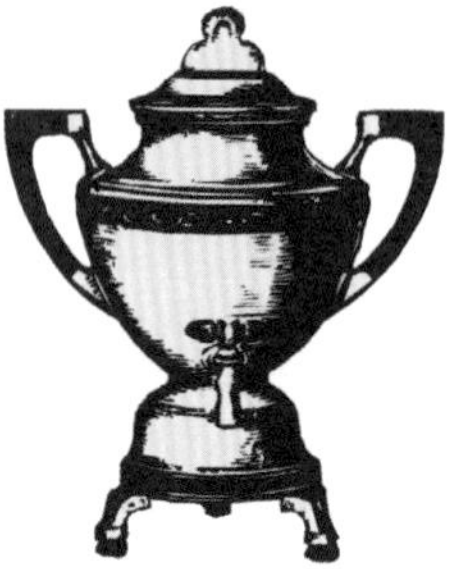

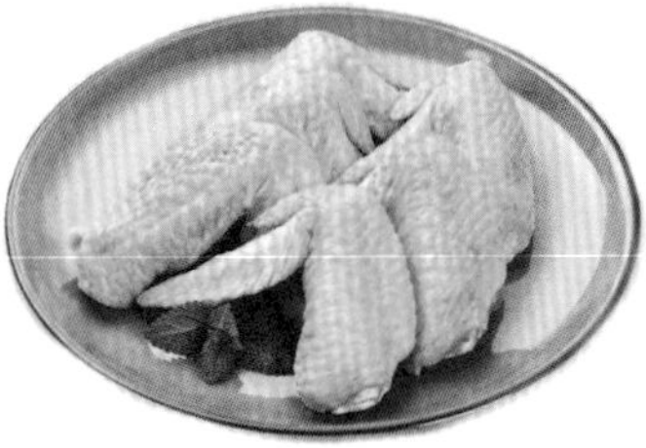

不復等症。

前列腺炎巧食療

前列腺炎是老年人常見的一種性功能病症。中醫認為此病為腎虛、膀胱氣化不利所致。因此，飲食療法宜選用具有補氣益腎、營養豐富的食物，避免刺激性食物以及溫性、熱性和油膩食物。

鮮葡萄泥

鮮葡萄二五〇克，去皮、核，搗爛後加適量溫開水飲用，每日一～二次，連服二週。治前列腺炎和小便短赤澀痛。

楊梅泥

楊梅六十克，去核搗爛後加溫開水二五〇毫升，調勻後飲服，每日兩次，連服二個月。治前列腺炎、小便澀痛。

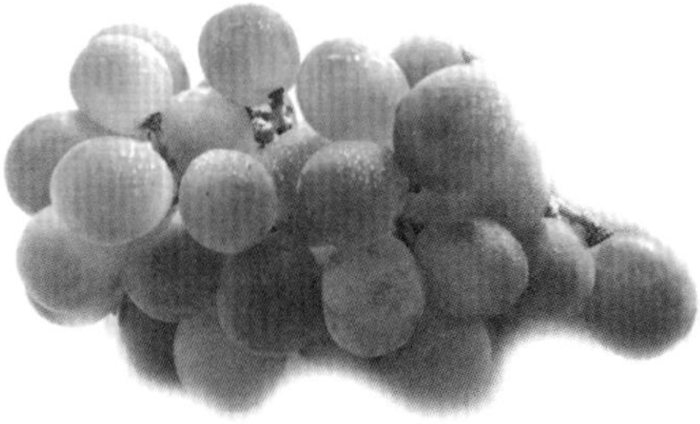

獼猴桃泥

獼猴桃五十克，搗爛後加溫開水二五〇毫升，調勻後飲服，連服二週。

蜂王漿溶液

蜂王漿適量，用開水將蜂王漿配製成百分之一的溶液，每日口服兩次，每次二十～三十毫升，長期服用。適用於慢性前列腺炎，病後體虛及營養不良。

葵菜葉羹

葵菜葉適量，洗淨，煮沸後加入澱粉少量作羹，另以食鹽、味精調味即成。每日兩次，空腹食。此方具有消炎解毒、清熱利濕功效，適用於慢性前列腺炎。

荸薺泥

荸薺一五〇克（帶皮），洗淨去蒂，切碎搗爛，加溫開水二五〇毫升，充分拌

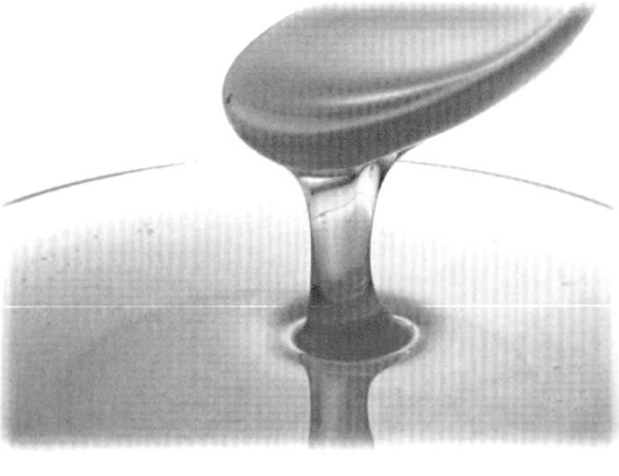

勻，濾去渣皮，飲汁，每日兩次。

山慈菇花粉

將山慈菇花三十克，凌霄花二十克共研為細末。每次取六克，白開水送服，每日三次。適用於前列腺炎。

白蘭花粉

將白蘭花研為粉末。每次取十克，溫開水送服。每日三次。適用於前列腺炎。

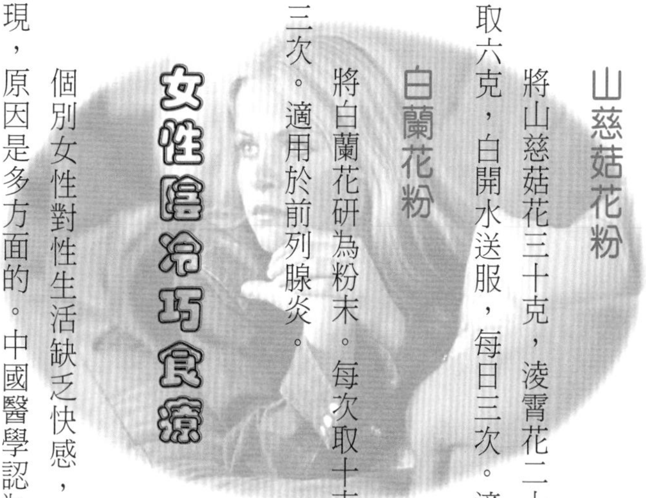

女性陰冷巧食療

個別女性對性生活缺乏快感，以致淡漠、厭惡，稱為「陰冷」。這種情況的出現，原因是多方面的。中國醫學認為，該病多因下元虛冷、寒氣凝結，或腎陽虛衰、風冷之邪乘虛侵入，冷氣乘於陰部所引起。

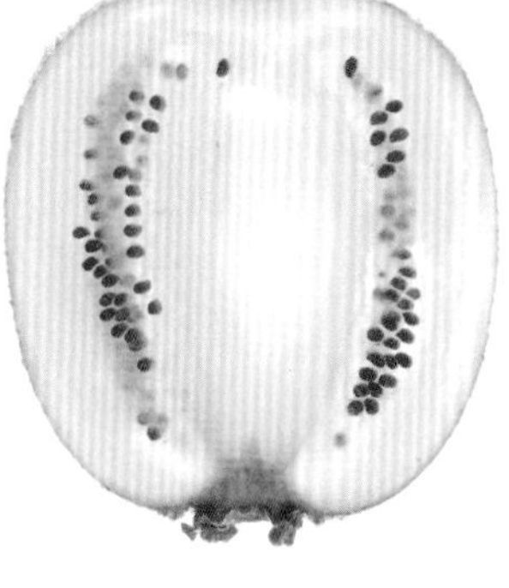

此病的治療，主要是消除女方對性生活的緊張和厭惡情緒，正確瞭解性生活知識和有關的生理解剖知識，並且要互相諒解、彼此配合。

女子性慾冷淡，除了心理治療外，配以適當的食療法，多食由枸杞子、生薑、大蔥、肉蓯蓉、芝麻、核桃、狗肉、羊肉、鹿肉、小公雞、雀肉、雀卵，以及動物的陰莖、睪丸、腎臟配製的藥膳等，對改善性功能，提高性慾有較好的效果。

羊肉片

羊肉去肥油，蒸熟或煮熟，切片，加蒜、薑、豆豉、蔥、茴香、五香醬油等調料拌食。

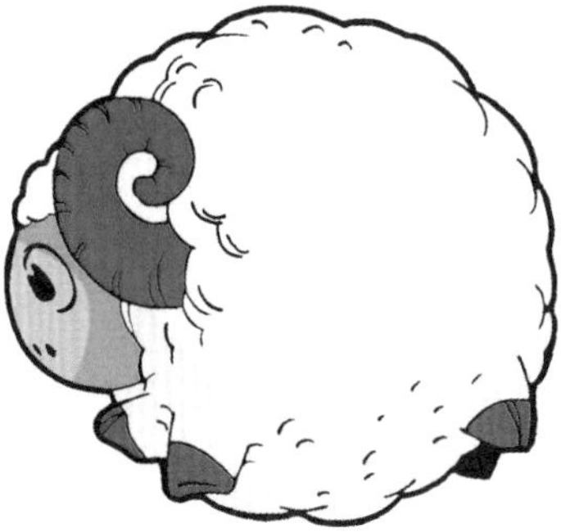

麻雀粥

麻雀三~五隻，去毛及內臟，切碎炒熟，與大米同煮粥，加蔥、鹽和調味品，空腹服食。

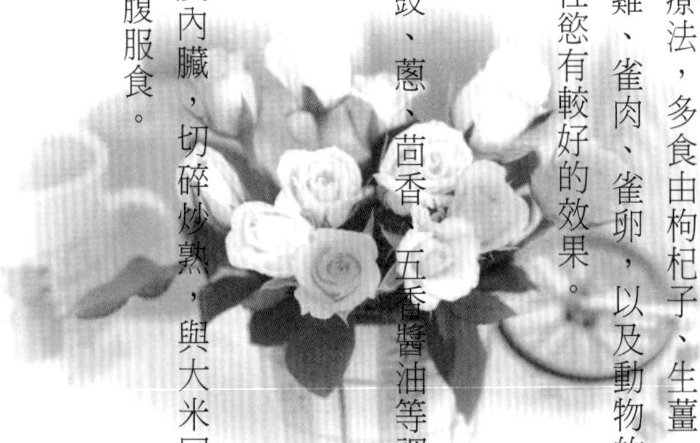

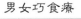

蝦肉炒韭菜

蝦肉五十克，用水泡軟。鍋中放油加熱後，與切好的韭菜二五〇克同炒，炒熟後加鹽等調味品食用。

枸杞子炖鴿子

枸杞子三十克，鴿子一隻（去毛及內臟），放燉盅內加水適量，隔水燉熟吃，吃肉飲湯。

糯米酒蒸仔公雞

仔公雞一隻去內臟，切塊，加油和少量鹽放入鍋內煸炒一會兒，盛大碗加糯米酒五百毫升，隔水蒸熟食之。

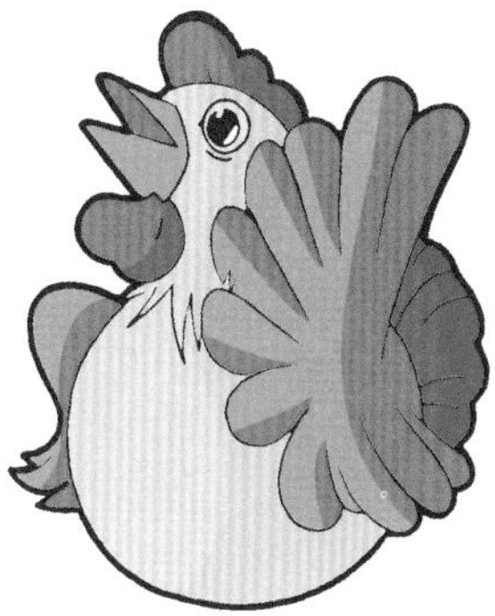

枸杞子炖公雞

枸杞子三十克，五百克重以下的子公雞一隻，除去毛、內臟，洗淨。用五十度以上的白酒五十～一百毫升，加鹽同燉，食肉飲湯。

冬蟲夏草炖雞

冬蟲夏草四～五枚，雞五百克左右共燉（不吃雞者可用瘦肉），待爛熟後食用；

或用冬蟲草十～十五克，鮮胎盤一個，隔水燉熟吃。

女性巧用性保健食譜

火腿燒鴿蛋

鴿蛋十個，火腿五十克，雞湯六十毫升，味精、料酒、香菜、蔥絲、生薑末、水澱粉各適量。

將鴿蛋煮熟，去殼，塗上少許醬油，把鴿蛋放熱油鍋中煎炸，炸至金黃色時撈出；將火腿切成長條狀，稍煮。鐵鍋燒熱，加菜油，燒至八成熟時，加鴿蛋、火腿、料酒、蔥絲、生薑末適量，略炒；加雞湯，將湯燒至二十毫升左右時，用水澱粉勾芡，加味精，放香菜，起鍋。

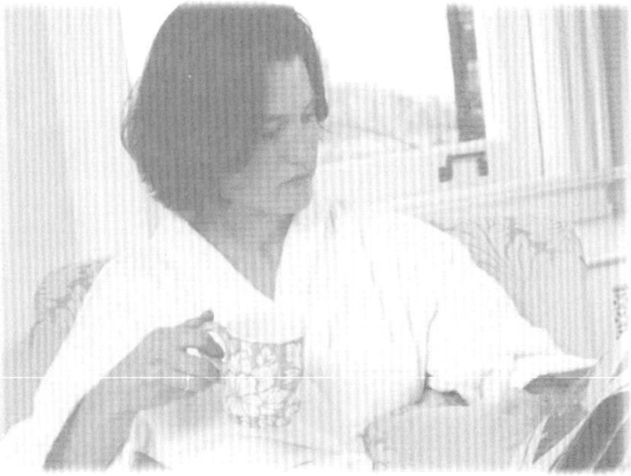

鴿蛋含蛋白質、多種維生素、脂肪。味甘，性平，有補腎益氣之功效。現代醫學認為，鴿蛋有幫助產婦清除子宮內淤血，促進子宮復原，提高性功能作用。尤其對產婦滿月後的夫妻性生活有益。

芪燒活魚

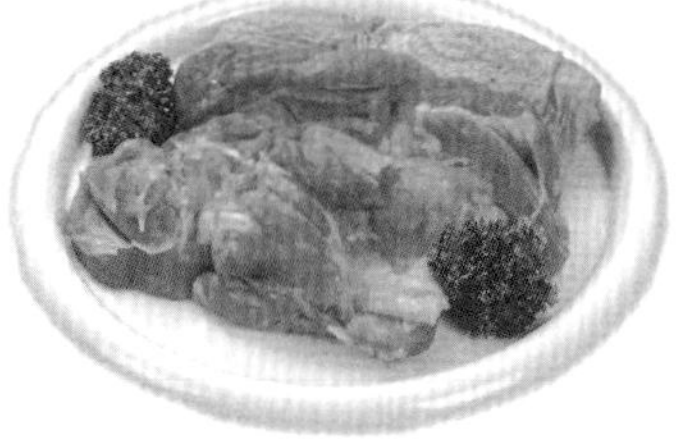

生黃芪三十克，黨參二十克，活雌鯉魚一條（約七百克），水發香菇二十克，精鹽、料酒、醬油、紅糖、蔥、蒜、水澱粉、味精各適量。洗淨黃芪、黨參；洗淨鯉魚，去鱗、鰓、內臟，保留魚籽，在鯉魚身上斜刀切成十字花刀。將豆油（或花生油、菜油）燒至六成熱，下鯉魚，煎至金黃色，撈出。將豬油、紅糖、半熟鯉魚、生黃芪、黨參置沙鍋內，文火煨；魚熟時將黨參、黃芪撈出，加香菇，再煮十分鐘。加味精、薑末，水澱粉勾芡，即成。可提高性慾。

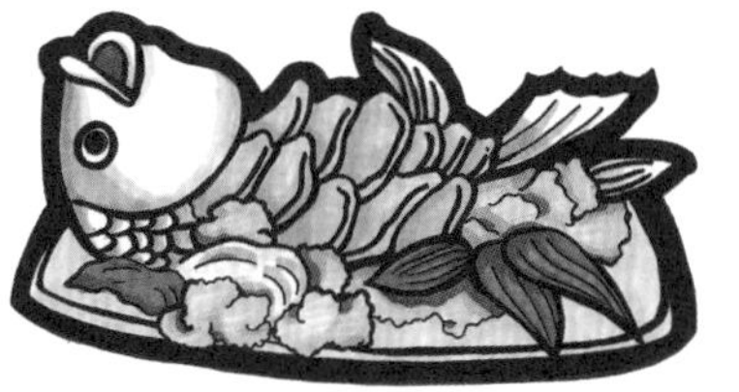

果仁排骨

薏米仁一五○克，草果仁一百克，排骨二五○○克，冰糖一五○克，薑、蔥、香油、味精、料酒、鹵汁各適量。將薏米仁、草果仁炒香後，搗碎，加上水煎煮兩次，提取濾液四千毫升。將豬排骨洗淨，切塊，放入上滷液中，浸泡三十分鐘。入鍋，加生薑、蔥，文火煮至七成熟；打淨浮沫，撈出排骨，晾涼。將滷汁倒入鐵鍋內，文火煮沸，加入晾涼的排骨，滷至透熟時起鍋；加料酒、冰糖、鹽等至滷汁中，文火熬成濃汁；加味精、香油入滷濃汁中；將製好的味美滷汁均勻塗在豬排上即成。

具有增強性功能的保健作用。

巧用當歸藥膳

當歸有「十方九歸」和「藥王」之美稱，特別是用於治療婦科疾病更是功效卓著，素有婦科「聖藥」和「血家百病此藥通」之說。我國明代偉大的醫藥學家李時珍在他的不朽著作《本草綱目》中考證說：「古人娶妻嗣續也，當歸調血為婦人要藥，有思夫之意，故有當歸之名」，正與唐詩「胡麻好種無人種，正是歸時又不歸」之旨相同。

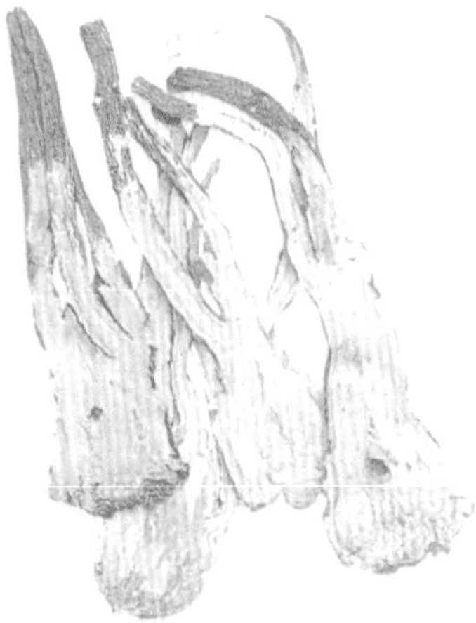

當歸首烏雞肉湯

當歸二十克、何首烏二十克、雞肉二百克、枸杞子十五克。將雞肉洗淨切塊與當歸、何首烏、枸杞子同放鍋內加清水適量煮至雞肉爛熟時放入生薑、蔥花、食鹽、味精調味，飲湯食肉。雞肉補氣血。首烏養肝腎補血、當歸養血和血，枸杞補肝腎、明目。幾味合用有補肝腎、益氣血之功能，適用於肝血不足所致的身體虛弱、頭暈目眩、倦怠乏力、心悸怔忡、失眠健忘、食慾不佳等症的補養和治療。

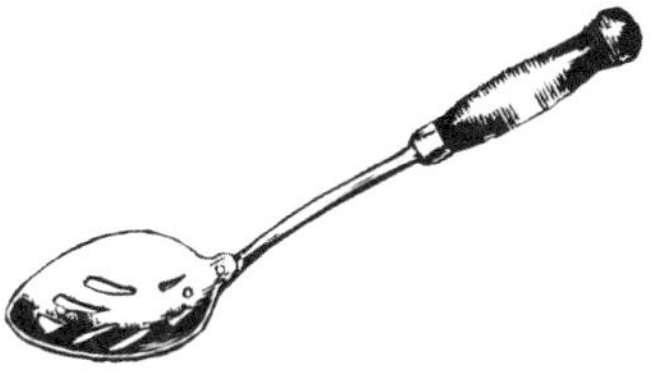

歸芪鴿肉湯

當歸二十克、黃芪五十克、淮山藥二十克、紅棗二十克。將鴿去毛及內臟，洗淨切塊放砂鍋中加水及藥物、調料共煮至鴿肉爛熟，吃肉飲湯。本方有益氣血、補虛損之功效，適用於病後或產後身體虛弱、心悸氣短、倦怠乏力、失眠健忘、記憶力下降、食慾不佳以及貧血、神經官能症和更年期綜合症等症狀。

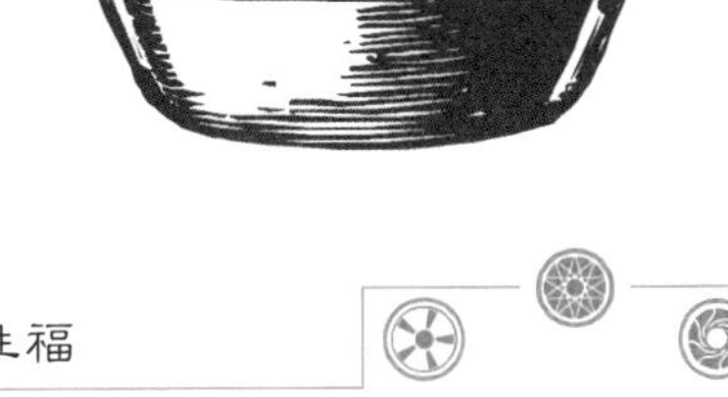

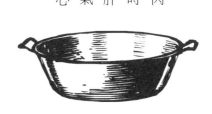

歸參豬心湯

豬心一個、當歸十五克、黨參二十克（或人參十克）。將黨參、當歸洗淨入水中煮三十分鐘後，去藥渣再加入適量清水放入豬心和生薑、蔥、胡椒、食鹽，煮至豬心爛熟即可飲食。本方有益氣、養血、補血之功效，適用於心悸怔忡、氣短乏力、貧血及神經衰弱等症。

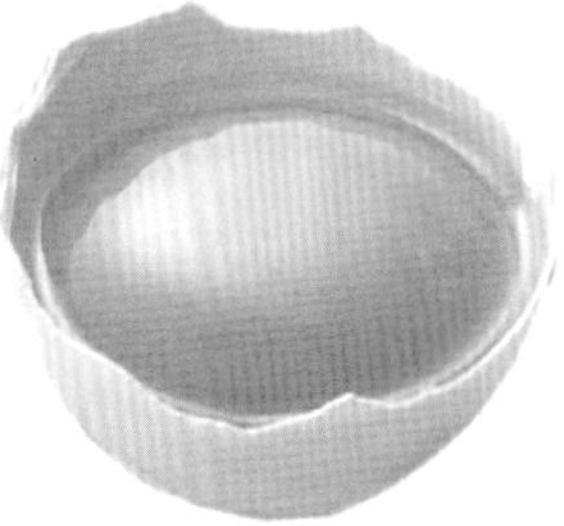

當歸益母蛋

當歸二十克、益母草三十克、雞蛋二個，同放入鍋內加適量清水煮到蛋熟，取出去殼用針扎數個孔。再放進藥汁中煮三～五分鐘即可吃蛋飲湯，每日一次，連服三十天為一個療程，此方有養血益腎、調經止痛、安胎之功效，適用於腎虛血虧、氣滯血瘀、寒凝阻引起的月經不調、行經腹疼、子宮內膜異位、不排卵或輸卵管阻塞等症。

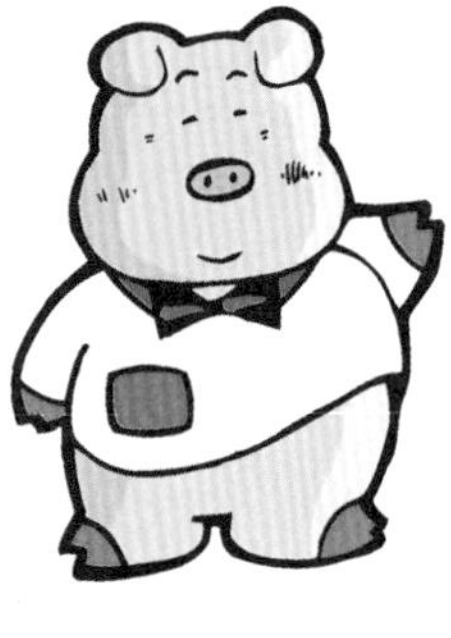

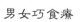

巧用月經失調食譜

月經失調是指月經在週期、經量、經色、經質上的異常，或伴著月經而出現的特殊病態。但必須以患者平日的月經規律為準則，若月經量超過或少於原來正常範圍，短於或多於原來週期七天以上，就是月經失調。

中醫認為月經失調主要與臟腑氣血功能的虛實有關，並按臨床表現將其分為月經先期、月經後期、月經先後無定期、月經過多、月經過少等。藥膳治療可作為月經失調的一種輔助療法。

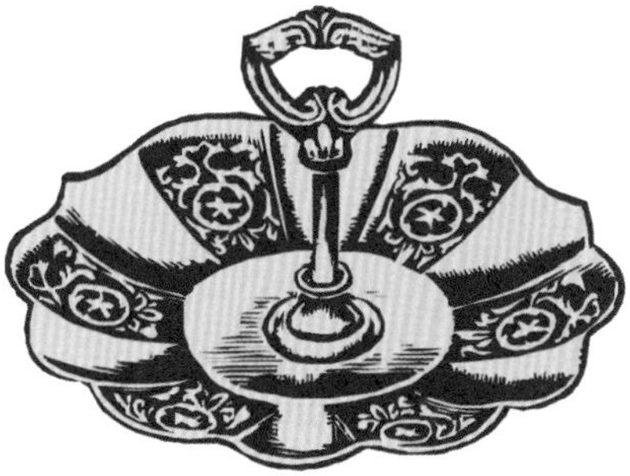

益母草粥

新鮮益母草一二〇克或乾益母草六十克，粳米五十克，紅糖適量。新鮮益母草去根、洗淨、切碎。如果用乾益母草需煎取濃汁二百毫升左右。將粳米淘洗乾淨，與益母草一同放入鍋中，在添水三五〇毫升，煮成稀粥，以米爛湯稠為度。加入紅糖即可。祛瘀活血，調經止痛。適用於婦女月經不調、通經、胎漏難產、崩中漏下、產後血暈、瘀血腹痛等症。

注意：孕婦不宜。

鹿茸豬胞湯

鹿茸六克，白果仁三十克，淮山三十克，豬膀胱一具。將膀胱洗淨，把鹿茸、白果、淮山搗碎，裝入膀胱內，紮緊膀胱口，溫火燉到爛熟，食時加少許調味品。溫腎健脾，止帶。治腎虛帶下、白帶量多、小便清長、腰部酸痛、小腹冷感等。

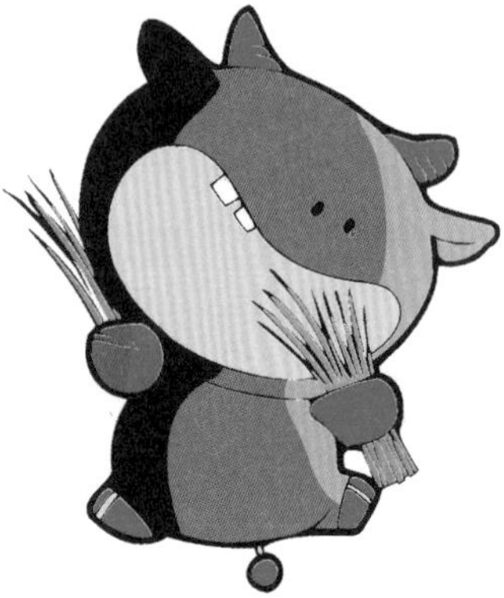

桃仁牛血湯

桃仁十~十二克，新鮮牛血（已凝固者）二百克，食鹽少許。牛血切成塊，和桃仁加清水適量煲湯，食時加入鹽少許調味。破瘀行血，理血通經，適於經閉、血燥、便秘等症。

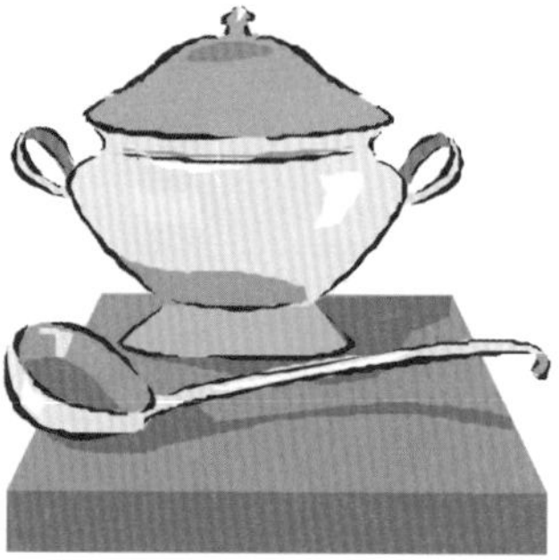

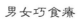

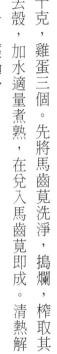

馬齒莧雞蛋湯

馬齒莧六十克，雞蛋三個。先將馬齒莧洗淨，搗爛，榨取其汁備用。雞蛋去殼，加水適量煮熟，在兌入馬齒莧即成。清熱解毒、止血、適用於月經過多。

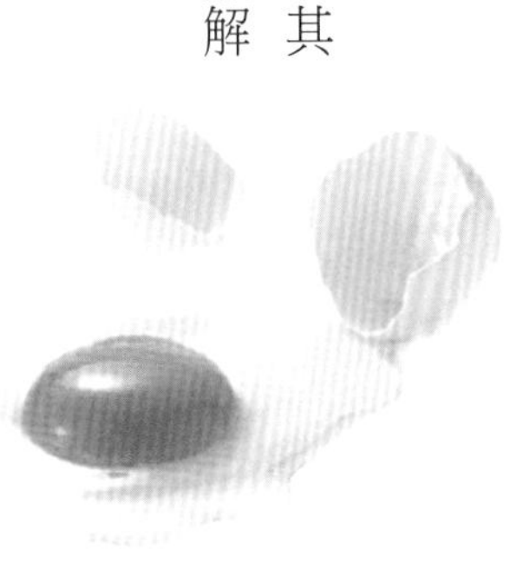

巧用痛經藥膳

痛經，表現為月經期及月經前後，小腹及腰部疼痛，常伴有臉色蒼白，頭面冷汗淋漓，手足厥冷，噁心嘔吐等症狀。中醫亦稱經行腹痛。

根據臨床症狀的不同，可分為四型：氣滯血淤型、寒濕凝滯型、氣血虛弱型、肝腎虧損型。下面分別介紹痛經類型及相應藥膳，可酌情選用。一般在經前三～四天開始服用。

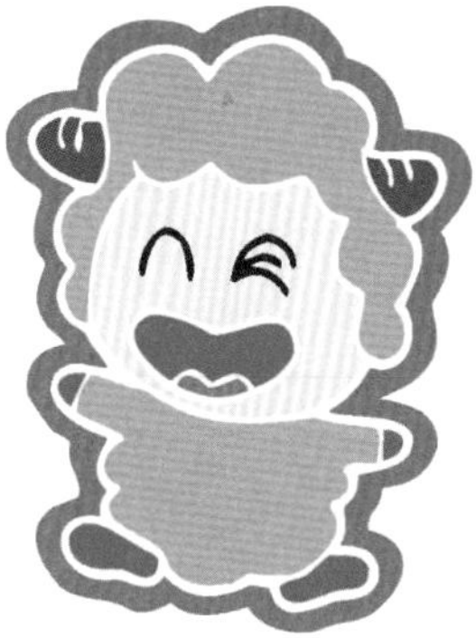

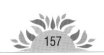

寒濕凝滯型

可見經期或經後小腹冷痛或絞痛，疼痛拒按且得熱痛減，經水量少，經色淡而夾白塊，或經色如黑豆汁，經行不爽，畏寒便溏，舌邊紫或牙齦紫黯，脈沉緊等。

①當歸、生薑各二五克，羊肉塊五百克，桂皮調料各適量。各味水煎至肉爛熟即可，吃肉喝湯，每日一劑，分兩次服用。

②桂皮六克，山楂肉十克，紅糖五十克。水煎溫飲，每日一劑。

③小茴香十五克，生薑二十克，紅糖三十克。水煎飲服，每日一劑。

④香附、艾葉各三十克，雞蛋三個。加水共煮，蛋熟後去殼，再煮二十分鐘，服雞蛋，每日一劑。連服二～三劑。

氣血虛弱型

腰膝酸軟，臉色蒼白，神疲無力，月經色淡而量少。

①雄烏骨雞五百克，切塊，與三克陳皮，三克良薑，六克胡椒，二枚草果，適量蔥、醋同煮燉爛。吃肉，喝湯，每日兩次。

②韭菜二五〇克，紅糖一百克。韭菜洗淨，搗爛取汁。紅糖

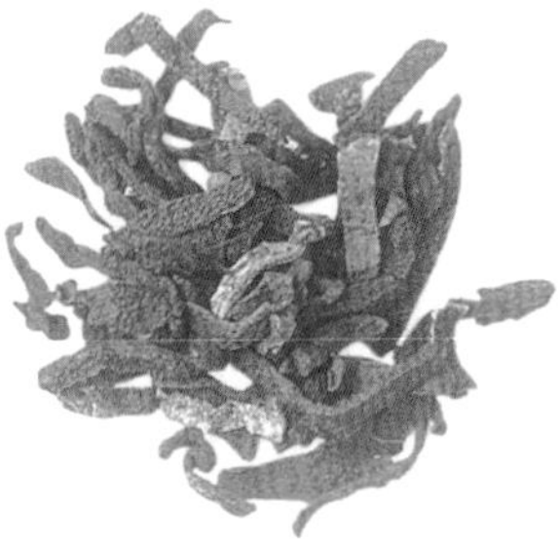

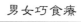

加水適量煮沸，兌入韭菜汁飲用，痛經時每日一次，連服二～三日，飲後俯臥片刻。

③阿膠六克，黃酒五十毫升，阿膠用蛤粉炒，研細末，黃酒對適量溫開水送服藥末。

④生薑十克，紅棗十個，紅糖一百克。水煎服，月經前，每日一劑，連服三～五劑。

肝腎虧損型

經後小腹作痛，腰酸膝軟，頭昏耳鳴，舌淡苔簿等。

①肉桂末二克，女貞子十克，粳米一百克。女貞子水煎取汁，入粳米煮成粥，入肉桂末調勻服用。每日一劑，分兩次服用。能補腎、溫經止痛，可用於肝腎虧損痛經。

②核桃肉三十克，降香十克，龍涎香五克，黃酒適量。前三味入黃酒內浸泡十天後飲用，每日兩次，每次飲五毫升。功能補腎溫經，降氣止痛，可用於肝腎虧損性痛經。

③黑豆六十克，雞蛋二個，米酒（甜酒）一二〇克。先將黑豆、雞蛋加水文火煎煮，蛋熟去殼，再煮數分鐘，沖入甜酒服。

④月季花三十克，山藥六十克，女貞子三十克，公雞一隻。燉吃。每月一劑，行

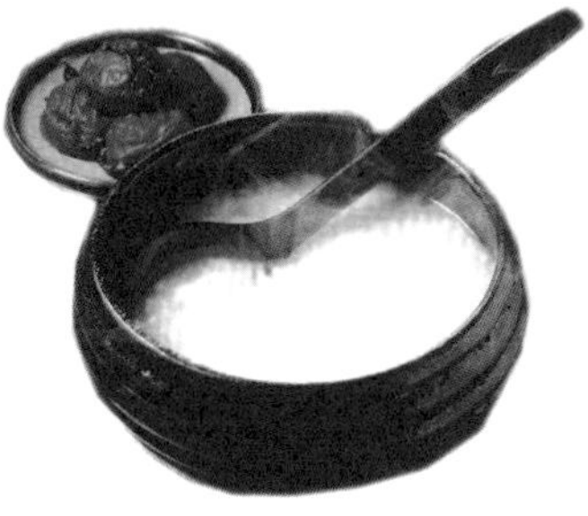

經時期服，連服三個月。

巧用滋陰藥膳

滋陰藥膳是選用滋陰中藥，配合一定食物，經烹調而成的食品，具有滋陰補陽、填精生髓的功效。

冬蟲夏草米粥

小米一百克，瘦豬肉五十克，冬蟲夏草十克。將冬蟲夏草用布包好；豬肉切成細片；將藥包與小米、豬肉同煮粥，粥熟，取出藥包，喝粥吃肉。空腹食。補虛損，益精氣，潤肺補腎。

用於肺腎陰虛、咯血、盜汗、陽痿、遺精、腰膝酸痛、病體虛弱等症。

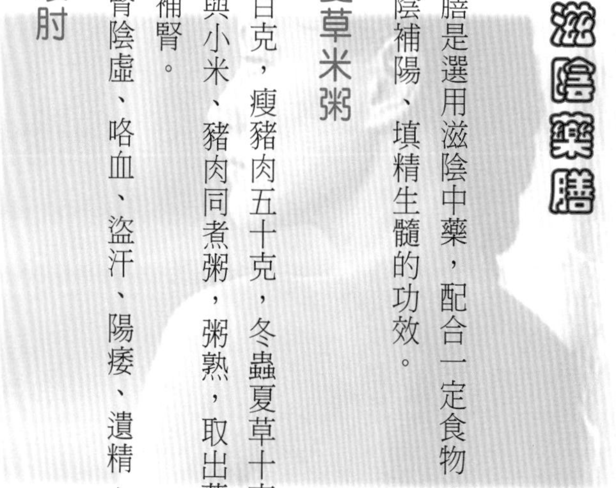

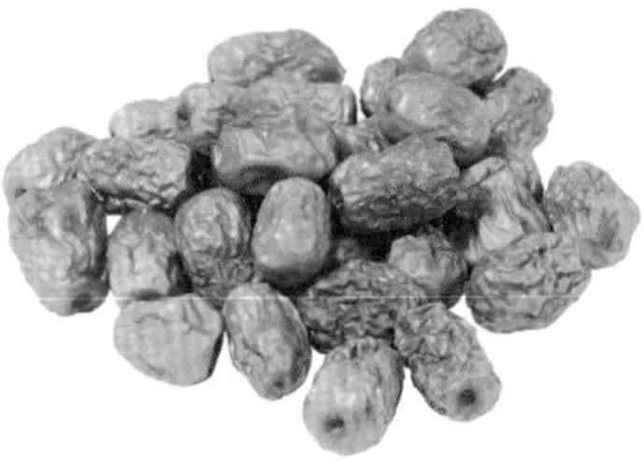

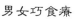

紅棗煨肘

豬肘一千克，冰糖一五〇克，紅棗一百克。將豬肘去毛洗淨，紅棗洗淨，冰糖三十克炒成深黃色糖汁；在砂鍋底放幾塊豬骨，倒入一五〇〇克湯，放入豬肘，燒開，撇去浮沫，再將紅棗、冰糖汁及其餘冰糖放入，用微火慢慢煨，待豬肘煨至爛、黏稠、汁濃即成。單食或佐餐。補脾益胃，滋陰養血。

適用於脾胃虛弱、陰虛血虛，血小板減少等症。

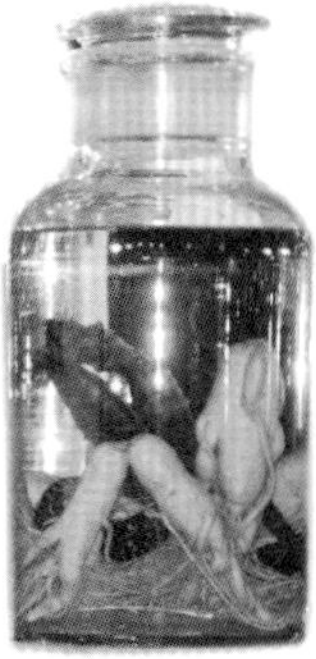

天門冬粥

大米一百克，天門冬十五～二十克，冰糖適量。將天門冬用水煎，去渣取汁；將米加入天門冬汁煮粥，熟時，加冰糖少許，稍煮即可。空腹食。養陰清熱，潤肺滋腎。適用於肺腎陰虛、咳嗽吐血、發熱、咽喉腫痛、便秘等症。

回春蛤蚧酒

蛤蚧十五克，人參十五克，淫羊藿三十克，枸杞子三十克，益智仁二十克，上等白酒一五〇〇毫升。將上藥及白酒置於瓶中，加蓋密封，六十天可以服用。每晚睡前飲二十～五十毫升。量小者喝少些，一次量不超過

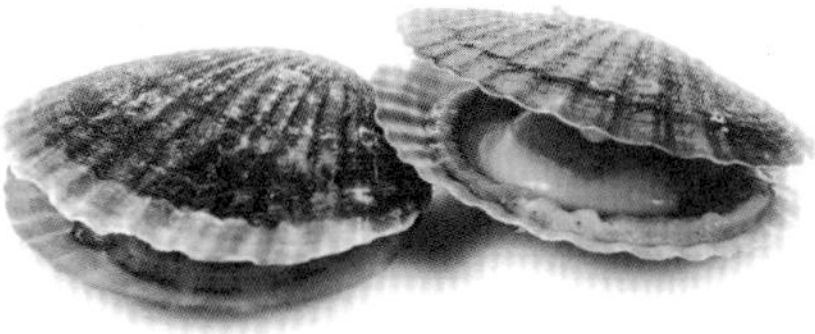

一百毫升。本藥酒助腎陽，益精血，適合於腎陽虛衰型女子性慾低下患者服食。

人參鹿茸酒

人參三十克，鹿茸十克，上等白酒一五〇〇毫升，冰糖五十克。將人參、鹿茸、冰糖放入瓶中，加蓋密封，六十天後服用。每晚睡前飲二十～五十毫升，本藥酒漸補下元，生精益血，壯陽健骨，最適合於腎陽虛衰型女子性慾低下的患者服用。

女性性高潮障礙宜巧用藥膳

治療女性性高潮障礙的藥膳較多，現選擇常用的幾種介紹如下：

金櫻子狗肉

金櫻子三十克，金毛狗脊二五克，鮮狗肉四百克，蔥、薑、鹽、糖等調料各適量。將金櫻子、金毛狗脊擇除雜質，洗

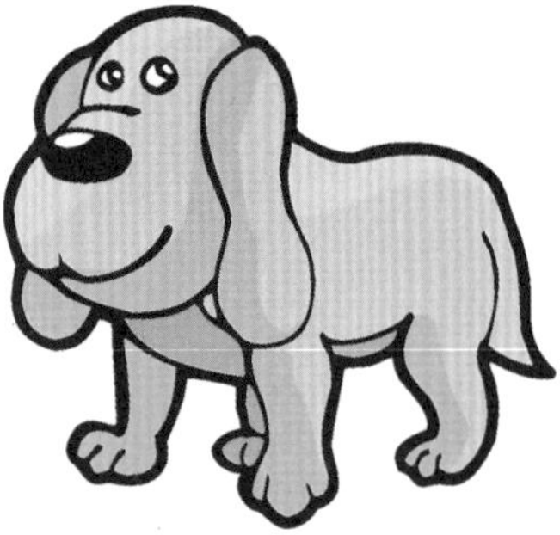

淨切片；狗肉洗淨切塊，和金櫻子、狗脊一起放入砂鍋內，投入蔥、薑，加水一五〇〇毫升，用武火煮沸後，改用文火燉至狗肉熟爛，揀去蔥、薑，加入鹽、糖等調料再煮五分鐘即可。分次食狗肉。該方能補益肝腎，收斂固精，填補腎精；適用於腎陽虧虛的女子性慾低下、性高潮障礙。

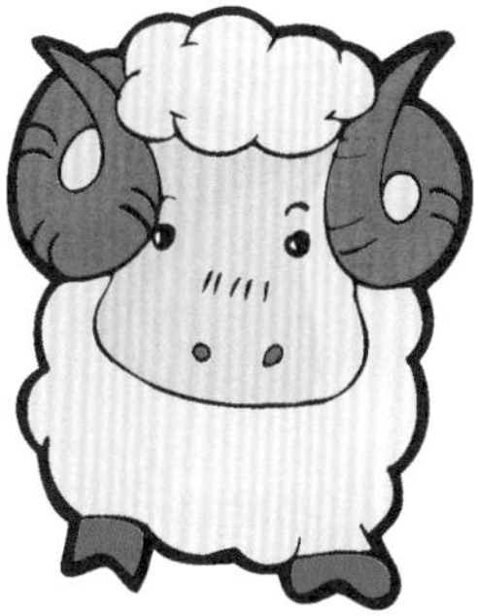

參芪羊肉

黨參二十克，黃芪二十克，羊肉五百克，蔥、薑、鹽、糖等調料各適量。將黨參、黃芪切片，用紗布包好。羊肉洗淨切塊，與藥包一起放在蒸碗內，加入薑、蔥、料酒；加清湯五百毫升，蓋嚴，上籠屜蒸兩小時。揀去蔥、薑、藥包，加入糖鹽等調料再蒸十分鐘。分兩天吃完，吃肉喝湯。能溫中補虛，健脾益氣。適用於氣血虧虛的女性性高潮障礙。

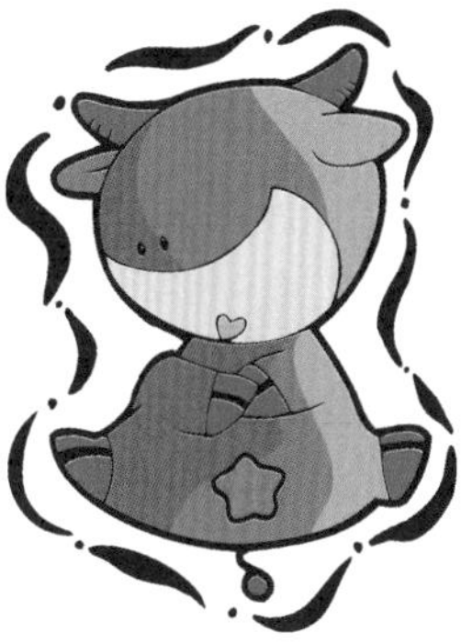

枸杞牛鞭

枸杞子三十克，牛鞭一百克，蔥、薑、鹽、胡椒等調料各適量。將枸杞、牛鞭洗淨，切片，一起放人砂鍋內放入蔥、薑，加水五百毫升，用武火煮沸後改用文火煮至牛鞭熟爛，揀去蔥、薑，加入鹽、料酒、胡椒粉等調料調味，再煮五分鐘即可。食牛鞭，喝湯，兩天吃完，可連吃十天。能補腎壯陽，強筋壯骨。適用於腎虛所致女性性功能低下、性高潮障礙。

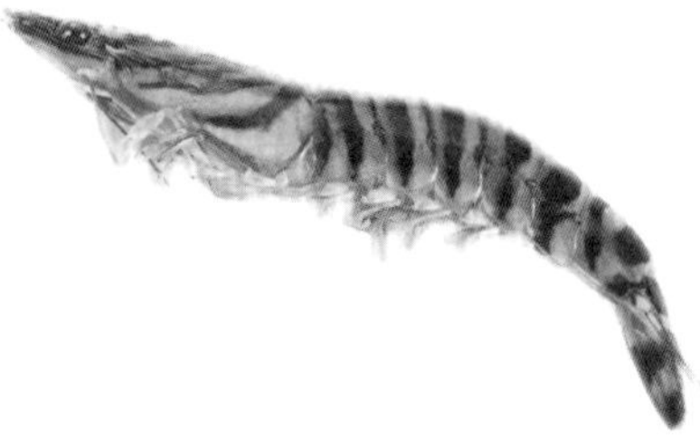

枸杞河蝦

枸杞子三十克，河蝦一百克，蔥、薑、鹽、料酒、糖等調料各適量。將枸杞洗淨去雜質，煎取濃汁備用。河蝦去鬚槍洗淨。鍋炒熱加入食油，油熱至八十度C，倒入河蝦、薑、蔥、料酒、藥汁，翻炒片刻，煎十五分鐘，加鹽、糖等調料調味。當菜食用，每日一劑，連吃五天。能補腎壯陽。

適用於女性腎虛精虧的性高潮障礙。

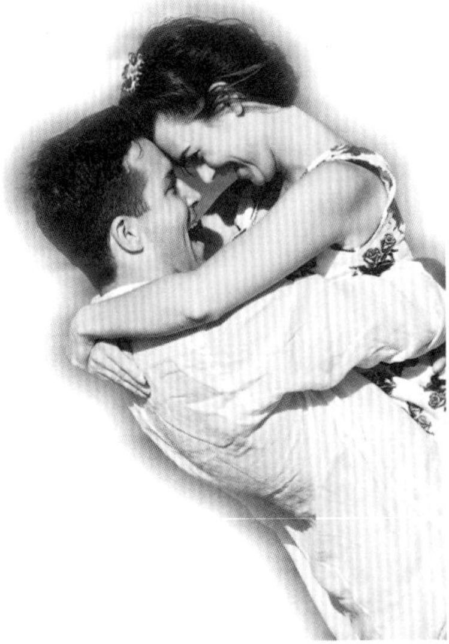

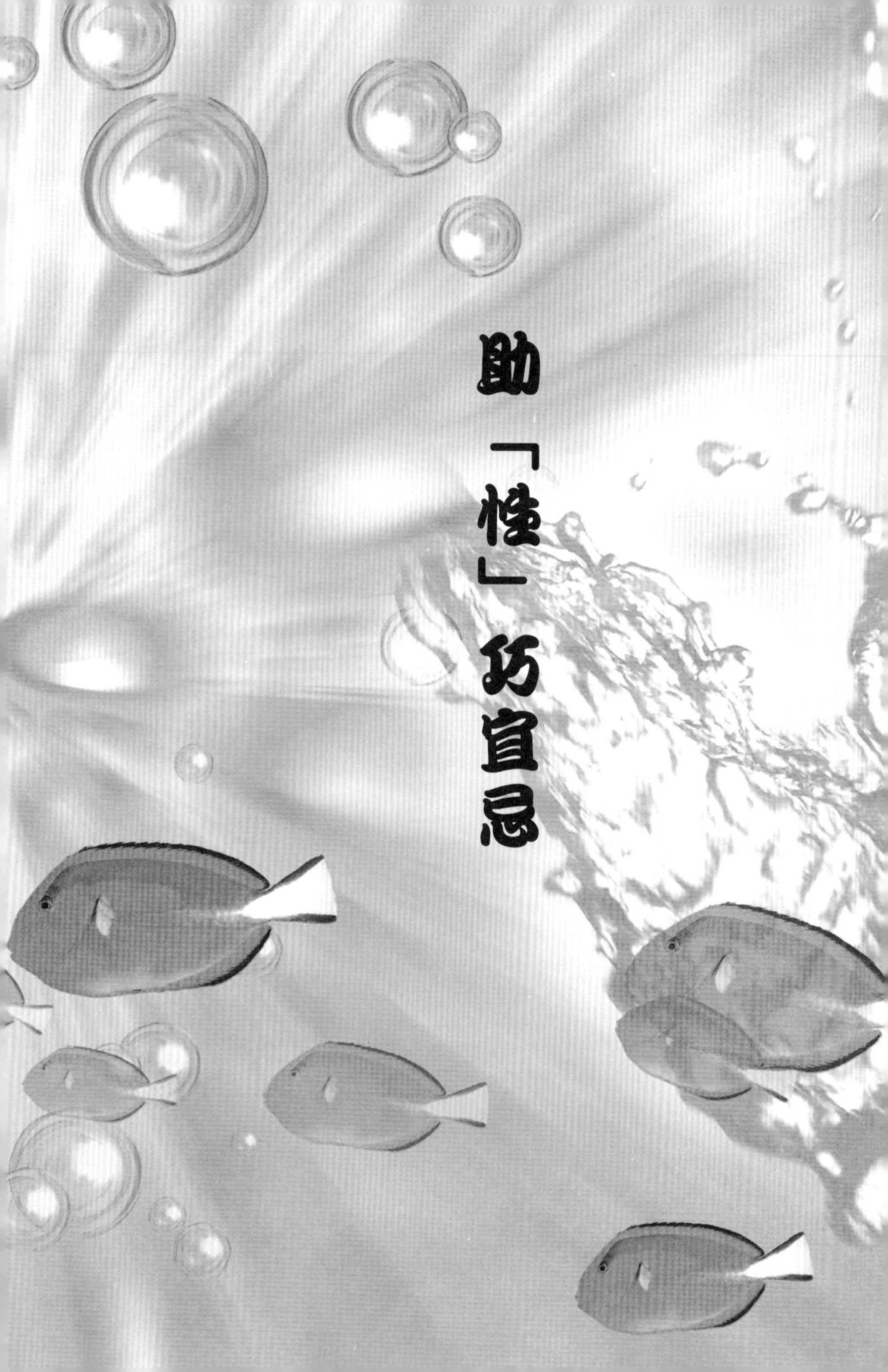

助「性」巧宜忌

茶對性功能的宜與忌

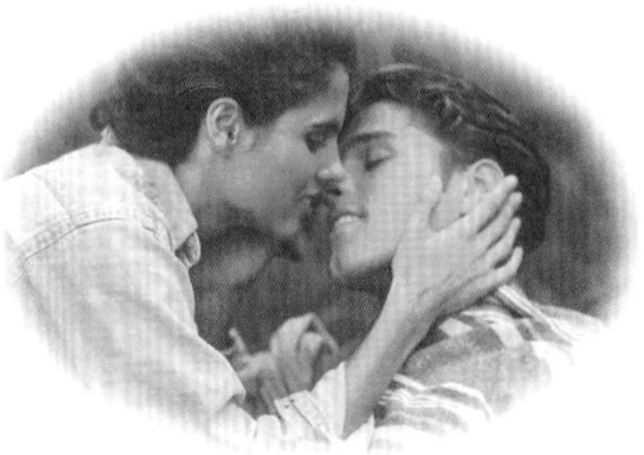

我國是茶的故鄉，自古以來無論男女老幼皆有飲茶的習俗，並且形成了歷史悠久、聞名世界的中國茶文化。

現代科學證實，飲茶有益於健康，並能防治某些疾病，自然也有利於增進性功能。這是因為茶葉中含有數十種營養成分，對於改善人體生理功能、調節神經和抑菌殺菌等，都有獨到的作用。

例如，茶葉含有百分之二十～百分之三十茶多酚，能抑制和殺滅細菌，有利於預防性器官的炎症發生。又如茶中的芳香油，可使茶水散發出沁人肺腑的清香，有興奮神經、激發性慾的作用；再如茶葉中含有咖啡鹼、茶葉鹼和可可鹼，有提神益思、解除疲勞的功用，夫妻同房前共飲一杯茶，可振奮精神，增強對性刺激的感受能力和反應能力，有

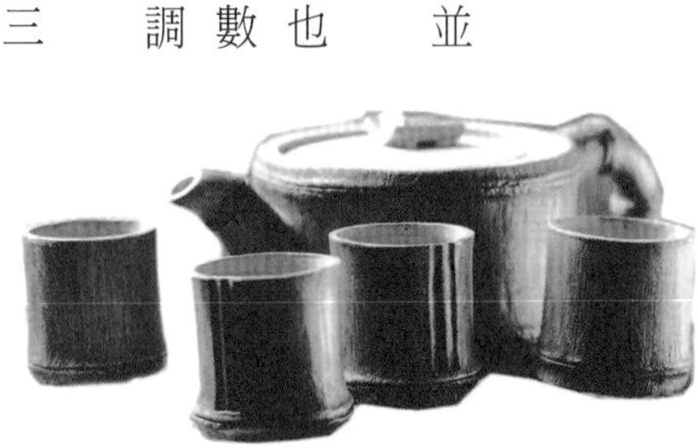

助於提高房事質量。因此，適量飲茶，可增強和改善性慾，對性功能有益。

然而，由於大多數人是在臨睡前過性生活，而晚上飲茶，則會提高神經系統的興奮性，從而導致失眠。因此不提倡在晚上喝濃茶來提高性的興奮性，以免影響睡眠。

茶對於性功能也有正反兩方面的作用。中國醫學認為過量飲用濃茶會因過度利尿而傷腎，腎氣受損則性能力亦下降。並且因茶葉性味苦寒，腎陽虛者不宜多飲。

調治婦科病宜用生薑

月經不調

生薑末三克，紅糖一匙，與米酒三十克同煮粥服，有溫下通經之功效。

妊娠嘔吐

生薑一片含於舌下；或生薑少量切碎，待大米

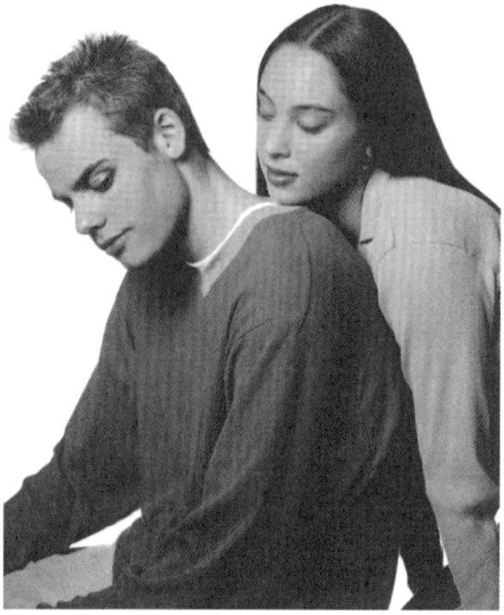

粥將熟時入鍋煮片刻即可，粥薑同食。

痛經

乾薑、紅棗、紅糖各三十克。乾薑洗淨切成片，紅棗洗淨去核，與紅糖共煎湯服。或生薑二十克切絲，紅糖適量，沸開水沖後加蓋三分鐘，趁熱代茶飲之。或生薑五片，大棗五枚，艾葉十五克，紅糖適量，水煎服。

月經過多

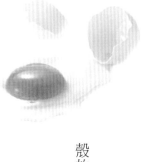

生薑十五克，艾葉十克，雞蛋二個，加水適量煮熟後，蛋去殼放入再煮，飲汁吃蛋。

產後補養

生薑五百克，去皮切塊，豬腳二隻切開，米醋一百毫升同煮熟，分數日吃完。本方具有健脾胃、補氣血、通乳汁、散瘀血的功效。

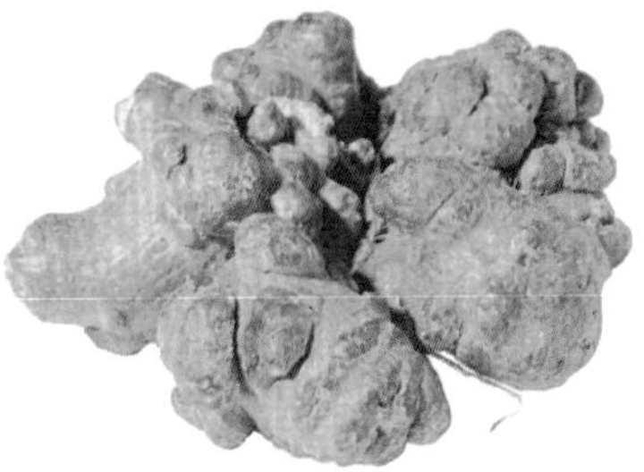

產後缺乳

生薑適量，木瓜五百克，米醋五百克，用瓦罐燉煮，分次服完。

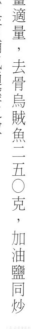

閉　經

生薑適量，去骨烏賊魚二五〇克，加油鹽同炒吃，此法具有補氣通經之效。

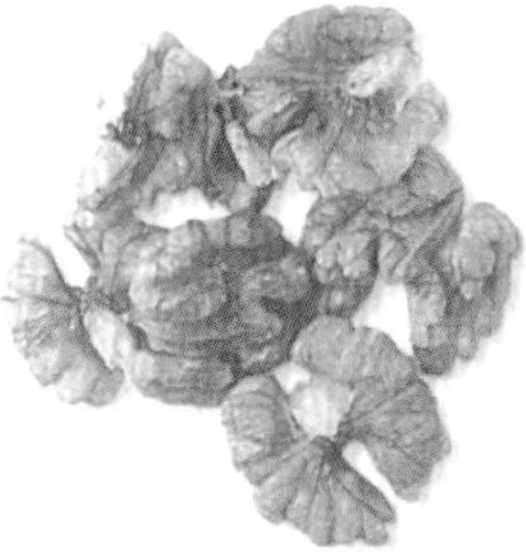

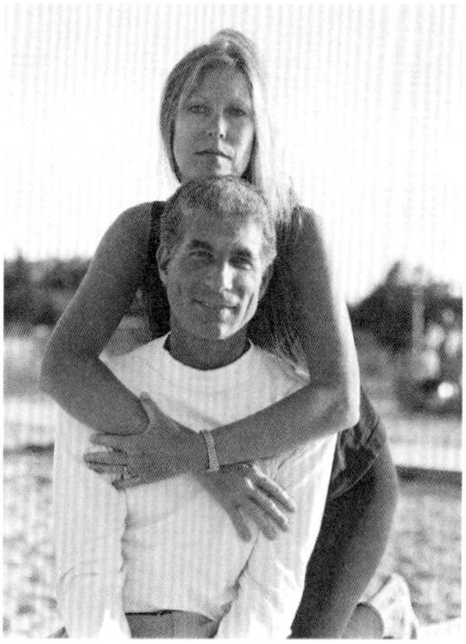

男性宜吃的補身零食

現在的人都講求健康，不是有益身體的東西不輕易放進嘴。採購年宵食品的時候也可以以「進補」為基調，那麼就不必要大陣勢地煲老火湯、燉補品。中醫說：「腎是先天之本」，腎也是一切活力的源泉，所以男士們補身應以補腎和補氣為主。

愛吃肉類的男士，則應多吃些幫助消化的零食，令消化系統更順暢，吸收得更好。

補腦核桃

補腎又補腦的核桃最適合現代男士，拼搏之餘補補虛耗過度的腦力，更有競爭力。

開胃杏脯

生津開胃的杏脯有幫助消化的功能，但用蜜醃製的果脯含糖量高，不宜多吃。

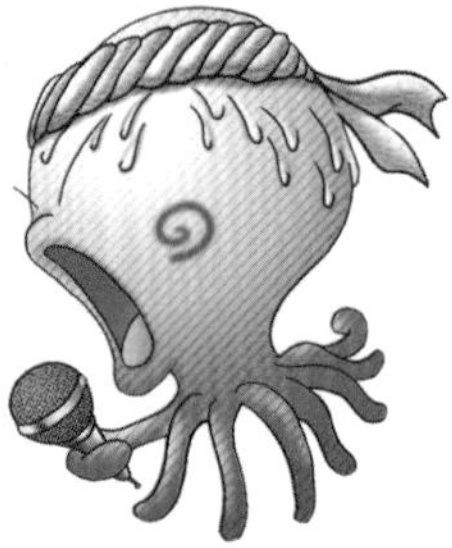

降壓山楂

消脂降壓的山楂是最適合中年男士平日閑嚼的零食。

花旗參糖去虛火

清熱降虛火的花旗參糖，最適合男士，方便易口。

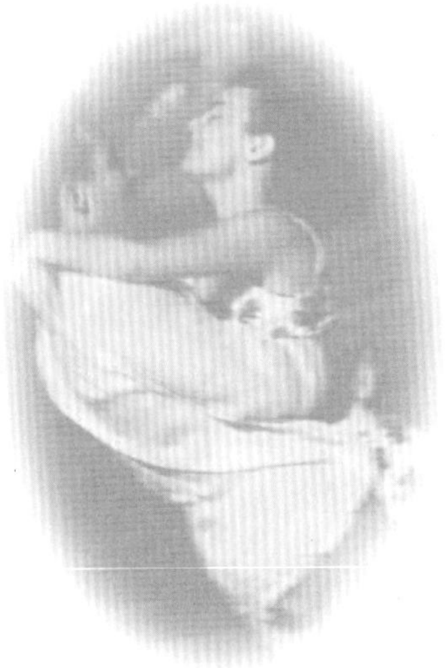

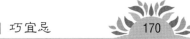

男子漢忌吃芹菜

青翠爽口的芹菜，是人們餐桌上常見的青菜，作為一種具有很好藥用價值的保健蔬菜，它的降壓作用也為人們所熟知。但除此之外，長期以來民間有些地方還流傳著芹菜能「助性」、提高男性性功能的說法。那麼，這種說法究竟是否科學呢，那一棵棵青翠的芹菜到底含有什麼營養，具有哪些功效，是不是「助性草」呢？

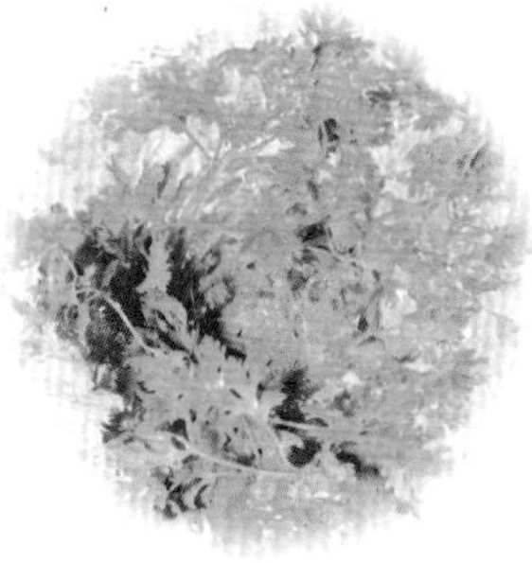

首先應該強調，芹菜能提高男性性功能的說法是不科學的。芹菜不但不能「助性」，而且多吃還會殺傷精子！

男性多吃芹菜會抑制睾丸酮的生成，從而有殺精作用，會減少精子數量。

據報導國外有醫生經過實驗發現，健康良好、有生育能力的年輕男性連續多日食用芹菜後，精子量會明顯減少甚至到難

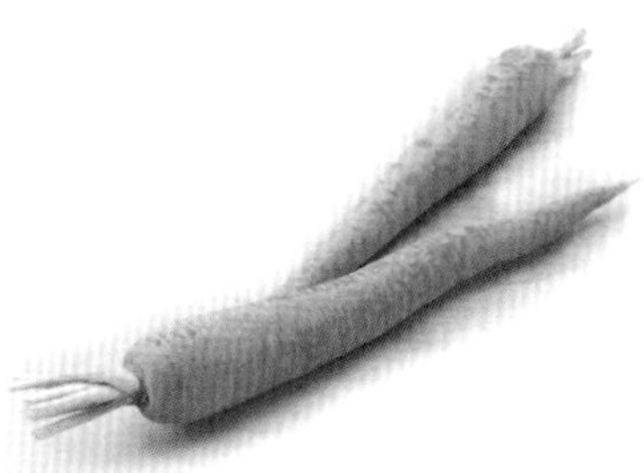

以受孕的程度，這種情況在停菜後幾個月又會恢復正常。

同時應該強調，芹菜是種營養豐富，具有一定保健作用和藥用價值的蔬菜。據測定，一百克芹菜中含蛋白質二・二克，鈣八・五毫克，磷六一毫克，鐵八・五毫克，其中蛋白質含量比一般瓜果蔬菜高一倍，鐵含量為番茄的二十倍左右，芹菜中還含豐富的胡蘿蔔素和多種維生素等，對人體健康都十分有益。

芹菜葉莖含有芹菜苷、佛手苷內酯和揮發油，有降壓、利尿、健脾、增強食慾的作用，還可作為高血壓、動脈硬化、神經衰弱、月經不調和痛風的食療。

值得一提的是，不少家庭吃芹菜時只吃莖不吃葉，這就極不科學了。因為芹菜葉中營養成分遠遠高於芹菜莖，對芹菜的莖和葉片進行十三項營養成分的測試，發現芹菜葉片中有十項指標超過了莖。其中，葉中胡蘿蔔素含量是莖的八倍，維生素C的含量是莖的三倍，維生素B_1是莖的一倍，蛋白質是莖的一倍，鈣超過莖兩倍。可見，芹菜葉片的營養價值的確不容忽視。

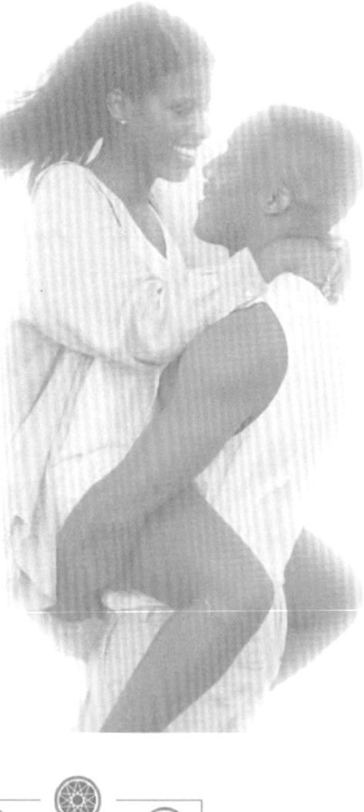

女性何時忌飲茶

一是服避孕藥期間

因為茶葉裏所含的單寧酸有很活潑的化學特性，避孕藥遇上單寧酸，輕則會降低藥效，重則會使藥物變成不能溶解，也不能被人體吸收的沉澱物。

二是月經期間

月經期間流失大量經血中，含有高鐵血紅蛋白、血漿蛋白和血色素等成分。所以，婦女在月經期間需要吸收更多的鐵質。

而濃茶中所含的單寧酸恰巧極易與食物中的鐵結合發生沉澱，妨礙人體對鐵質的吸收。

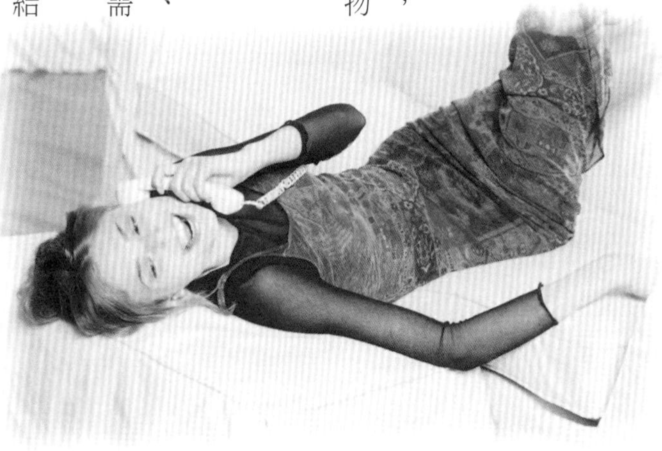

三是懷孕期間

婦女在懷孕期間飲茶，容易造成缺鐵性貧血，不僅影響胎兒的健康發育，而且在分娩時容易精疲力竭，陣縮無力，發生難產。

四是哺乳期間

婦女在分娩時失去了不少含鐵成分和血，正需要補充鐵質，這時喝茶，若造成缺鐵性貧血，會妨礙母親乳汁的產生。

女性宜多吃大豆

大豆是豆類的一種，黃豆為其典型代表。大豆營養極為豐富已是眾所周知，但大豆對女性健康十分有益卻並非人人都瞭解。大豆對女性健康的影響主要取決於其所含的大豆異黃酮。大豆異黃酮是一種結構與雌激素相

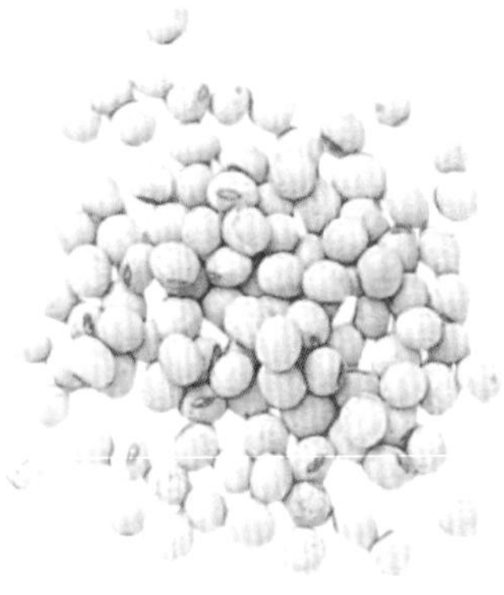

似，具有雌激素活性的植物性雌激素，能夠減輕女性更年期綜合徵症狀、延遲女性細胞衰老，使皮膚保持彈性、養顏、減少骨丟失，促進骨生成、降血脂等。

女性進入更年期後，由於卵巢機能減退，體內雌激素合成與分泌不足，會導致脂肪和膽固醇代謝失常，使絕經女性血脂和膽固醇升高，易患心血管疾病。而含有異黃酮的大豆蛋白能有效降低總膽固醇、低密度脂蛋白、極低密度脂蛋白水平，並抑制動脈粥樣斑塊的形成，保護心血管。

醫學研究證明，長期高脂肪飲食的女性易患乳腺癌，而常飲豆漿的女性乳腺癌的患病率顯著低於前者。國外學者透過長期的流行病學調查，發現豆漿的攝入量與乳腺癌的發病率呈負相關。無論在歐美等發達國家，還是在亞洲國家，隨著居民每天大豆攝入量或豆製品消費的增加，乳腺癌的相對危險性呈下降趨勢，其機制是大豆中的異黃酮具有阻止癌細胞增殖，促使癌細胞死亡的作用。

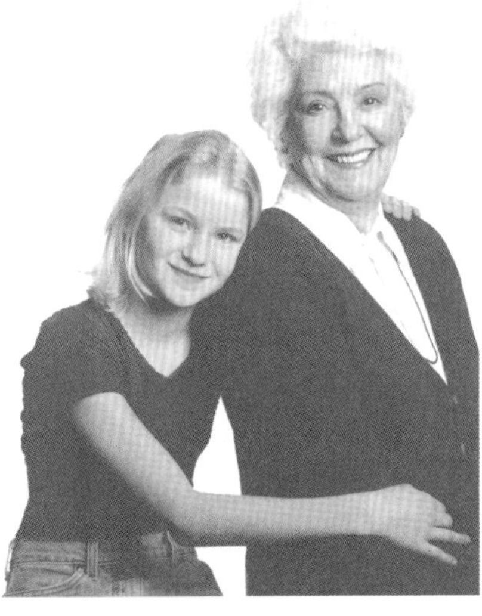

骨質持續丟失是衰老的自然過程，但婦女停經後發生骨質疏鬆的百分比顯著增

加，主要原因是女性進入更年期後雌激素水平快速下降，從而加速骨質丟失。大量的研究表明，大豆異黃酮有減少骨質丟失、促進骨生成的作用，有利於停經後骨質疏鬆的預防和治療。

女性經期不宜吃的東西

經期是女性的一個特殊時期，由於在這段時期女性的生理情況比較特殊，因此，應該避免食用一些食物，否則容易造成身體的損害。這些食物主要有三大類：

生冷類

既中醫中所說的寒性食物，如：梨、香蕉、荸薺、石耳、石花、地耳。這些食物大多有清熱解毒、滋陰降火的功效，在平時食用，都是有益於人體的，但在月經期卻應儘量不吃或少吃這些食品，否則容易造成痛經、月經不調等症狀。

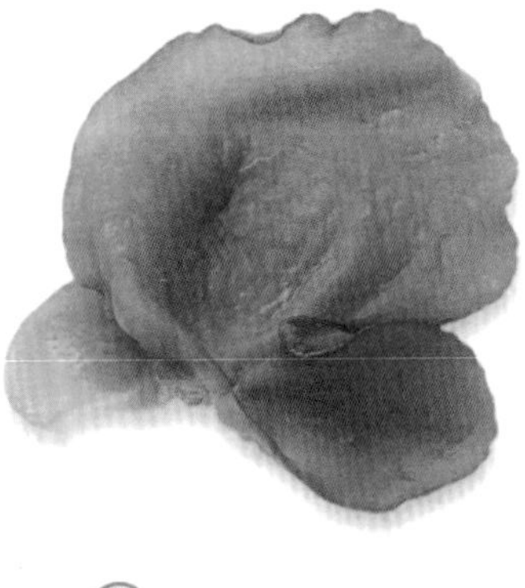

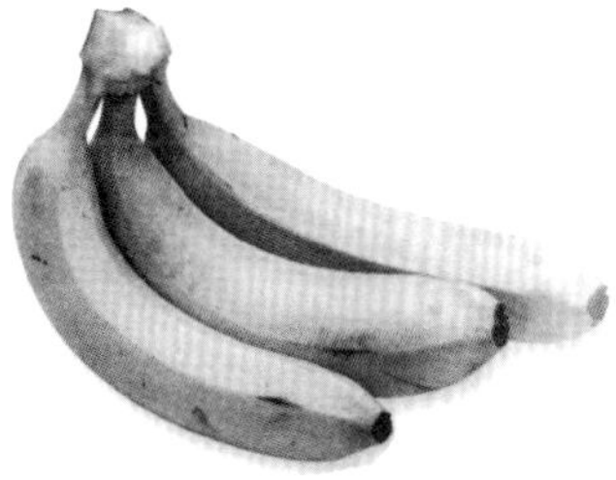

辛辣類

如肉桂、花椒、丁香、胡椒等。這類食品都是佐料，在平時做菜時，菜中放一些辣椒等可使菜的味道變得更好。可是，在月經期的婦女卻不宜食用這些辛辣刺激性食品，否則容易導致痛經、經血過多等症。

影響性功能的食品

菱角、茭白、冬瓜、芥藍、蕨菜、兔肉、黑木耳、大麻仁。

親密之後宜補水

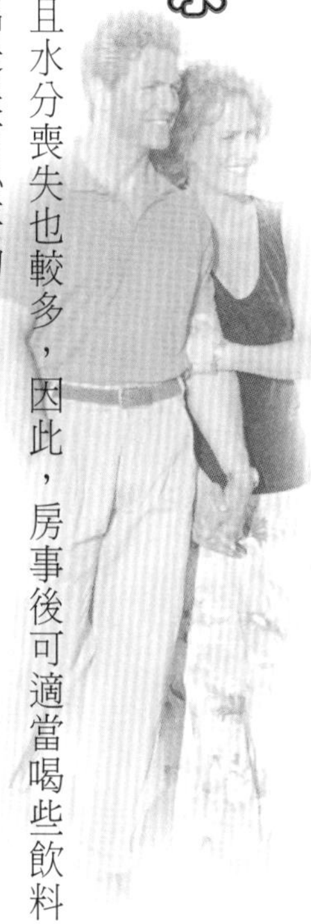

房事不僅體能消耗大，而且水分喪失也較多，因此，房事後可適當喝些飲料藉以補充水分，促進代謝產物的排出是很有必要的。

但房事後不宜馬上喝冷飲。這是因為在此過程中，胃腸道的血管處於擴張狀態，在胃腸黏膜充血未恢復常態之前，攝入冷飲會使胃腸黏膜突然遇冷而受到一定的損害，甚至引起胃腸不適或絞痛。如果感到口渴時，不妨先飲少量溫熱的開水。

如果在夜晚進行房事，喝點乳製品比較合適，因為乳製品有鎮靜催眠的作用。

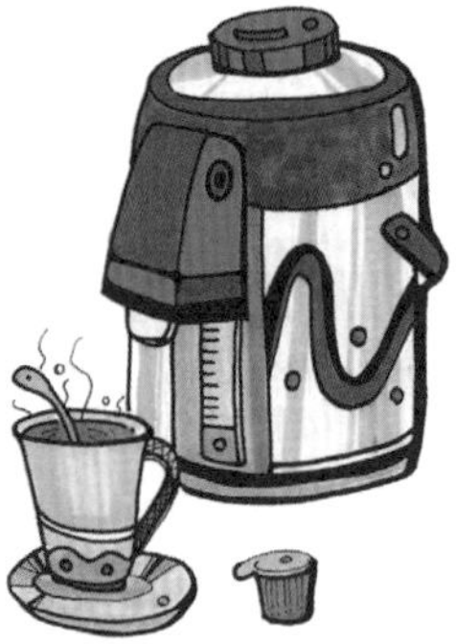

為了解除困乏，最好喝點糖分較高的飲料，以便能迅速燃燒供能，純果汁飲料就比較合適，因為它們含有豐富的維生素C、礦物質、果糖，熱量較高，而且含有豐富的鉀，可以補充大量出汗後缺失的鉀。

女人吃維生素B_2有宜性愛

維生素B_2又稱核黃素，它是人體細胞中促進氧化還原的重要物質之一，還參與體內糖、蛋白質、脂肪的代謝，並有維持正常視覺機能的作用，人體如果缺乏核黃素，就

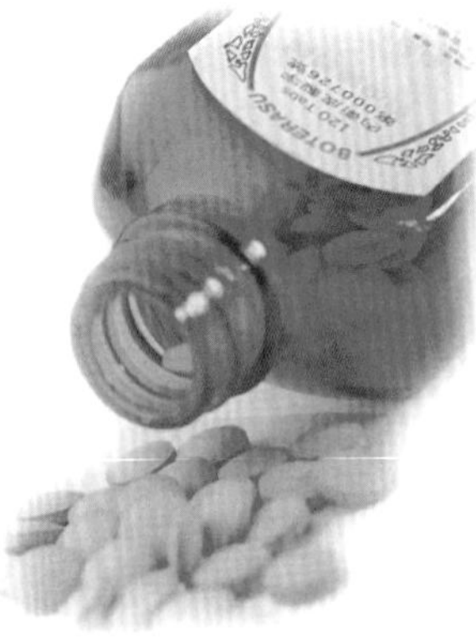

會影響體內生物氧化的進程而發生代謝障礙，繼而出現口角炎、眼瞼炎、結膜炎、唇炎、舌炎、耳鼻黏膜乾燥、皮膚乾燥脫屑等。

核黃素還與人的性生活品質有關，當人體缺少核黃素，尤其是嚴重缺乏時，人體腔道的黏膜層就會出現問題，引起黏膜病變，造成黏膜細胞的代謝失調，具體表現是黏膜變薄、黏膜層損傷、微血管破裂。

對於女性生殖器官所造成的傷害則更為嚴重，最典型的症狀，如陰道壁乾燥、陰道黏膜充血、潰破，直接影響性慾，造成性慾減退、性冷淡，由於陰道內腔環境的病理性改變而導致性交疼痛，畏懼同房，即使是勉強過夫妻生活，亦無歡愉快感產生，反而造成女方精神極度緊張恐慌，加劇痛感，長此下去，必然會影響夫妻和睦。

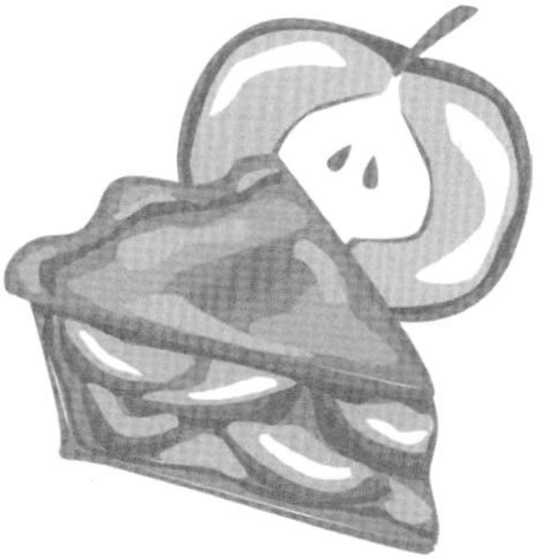

要想改變這種不愉快的局面，避免影響夫妻感情，就必須解決造成這種狀況的根本問題，在日常生活中，要注意儘量多吃富含核黃素的各種食物，以防核黃素缺乏症的發生。核黃素含量較高的食物，如奶類及其製品、動物肝腎、蛋黃、鱔魚、胡蘿蔔、香菇、紫菜、芹菜、橘子、柑、橙等。如果已有症狀者，可按時適量補充維生素B_2片，每日服三次，每次服二~十毫克，症狀嚴重者服藥時間可延長至症狀改善時再停藥。

新婚之夜忌飲酒

醉後性生活，首先是破壞了性生活的情調。不難想像，當新娘面對滿嘴酒氣，神志不清，胡言亂語的新郎時會有什麼好感覺！而且由於醉後嘔吐，破壞了居室的潔淨，污染了被褥，影響了性生活的氛圍。這是經常聽到的。

另外，在酒精的刺激下，有些男子會產生一時的性衝動和強烈的性要求，但由於喪失理智，動作顯得很粗暴，容易使女方的身心受到傷害。但這種興奮也是暫時的，很快會進入性抑制狀態，使人乏力欲睡，失去性行為能力。

飲酒過量，再加上新婚時強烈的性興奮，容易導致中樞神經系統過度興奮，有時還可能誘發腦血管意外，輕則影響健康，重則危及生命。

即使酗酒後有成功的性交，那也不一定是件好事，因為在這種情況下受孕，將來有可能生下癡呆兒。

這是由於酒精影響了精子的正常發育，造成精子畸形所致。根據國外的調查發

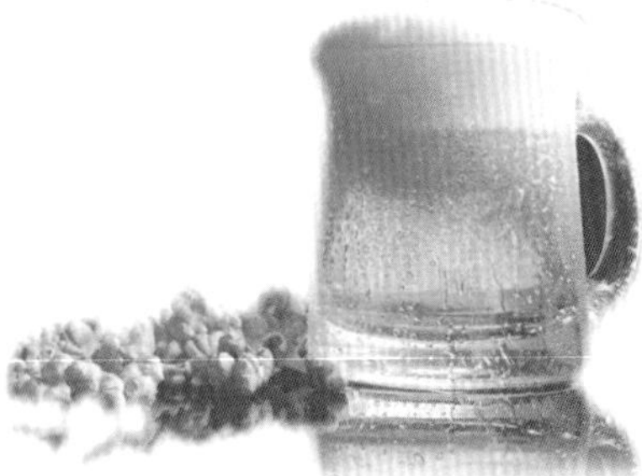

現，那些在星期六或星期天酗酒的男性，當天進行性生活時使女方懷孕生下的孩子，百分之六十是先天愚型，被稱之為「星期天嬰兒」。

因此，新婚之日新郎不要貪杯，親友們也不要過分勸酒，以免影響夫妻性生活和子女健康。

性生活後忌喝冷飲

在「同床」過程中，周身的血液循環加快，表現為血壓升高、心跳加快、胃腸蠕動增強、皮膚潮紅、汗腺毛孔開放而多汗等等。因此，在性交結束後，會感到燥熱、口渴欲飲。有的人就急於去喝冷飲，或為了除去汗水而去洗冷水澡，這樣對身體健康是不利的。

因為在性生活過程中，胃腸道的血管處於擴張狀態，在胃腸黏膜充血未恢復常態

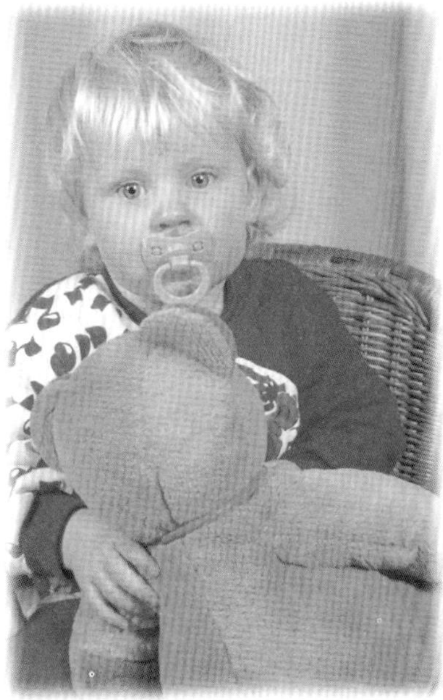

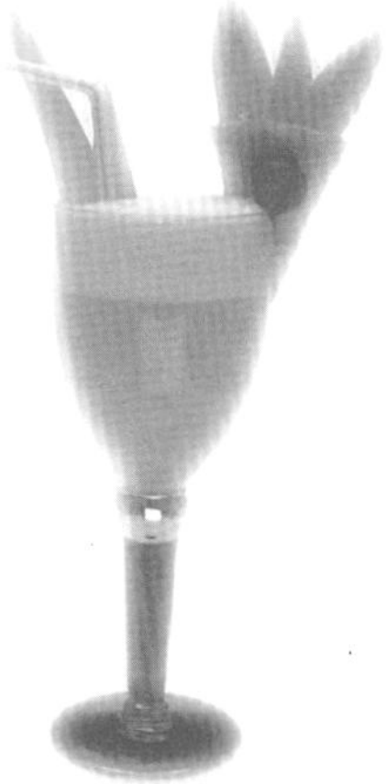

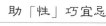

之前，攝入冷飲會使胃腸黏膜突然遇冷而受到一定的損害，甚至引起胃腸不適或絞痛。

同樣道理，在性交過程中，周身的皮膚血管也充血擴張，汗腺毛孔均處在開放排汗狀態，此時受涼風吹拂或洗冷水澡的話，皮膚的血管會驟然收縮，使大量血液流回心臟，加重心臟的負擔；同時還會造成汗腺排泄孔突然關閉，使汗液貯留於汗腺而有礙健康。

如果感到口渴時，不妨先飲少量溫熱的開水。在房事後一小時左右，當身體各系統器官的血液循環恢復常態之後，再喝冷飲或洗冷水澡為宜。

宜於補充荷爾蒙的男性

●先天性發育不全，缺少男性荷爾蒙，導致性器官無法發育，性功能及生育功能顯著影響的，例如，隱睾症未經治療或睾丸切除者，各種原因造成睾丸萎縮或假性陰陽人造成的男性荷爾蒙缺乏者。

●後天性男性荷爾蒙不足者，這大部分是更年期造成男性荷爾蒙衰退，在臨床上出現男性更年期症候群，在其他療法效果不好時可以考慮補充男性荷爾蒙。腦下垂體長瘤或放射治療引起男性荷爾蒙分泌不足，也可以補充的。

●男性荷爾蒙缺乏造成的精蟲品質不良，可以補充之。

●造血機能不全者，男性荷爾蒙是可以促進紅血球生成的。

●有人以男性荷爾蒙治療婦女性慾低落。

增強性功能宜吃的水果

說到水果，我們一般的瞭解是它的減肥與美容的功效。其實，水果還可以治療性功能障礙及尿路感染。

荔 枝

用荔枝核十五至二十克，打碎後加水煎服，能治睾丸腫痛。

蓮　子

取新鮮蓮子（蓮子中央的綠色小芽芯不要剝去）十五克，水煎服，連同蓮子一起服用，治夢遺過多，也可取新鮮蓮子十克（帶蓮心），蒸熟後嚼服，每日兩次，連服兩日。

葡　萄

取新鮮葡萄二五〇克，去皮、核搗爛後，加適量溫開水飲服，每日一至兩次，連服兩週，可治前列腺炎和小便短赤澀痛。

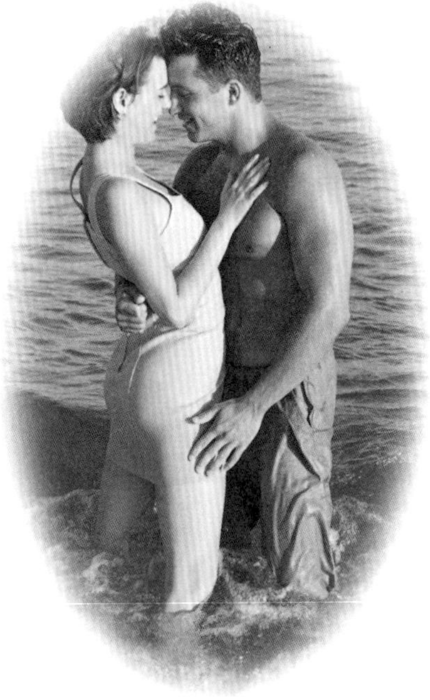

獼猴桃

新鮮獼猴桃五十克，搗爛加溫開水二五〇毫升（約一茶杯），調勻後飲服，能治前列炎後小便澀痛。

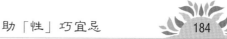

芒果

取芒果核十克，打爛後水煎服，每日兩次，連服兩週，能治睪丸炎和睪丸腫痛。

白果

取銀杏果十枚，帶殼炒熟後取仁食用，每日兩次，連續服兩週，可治遺精過多。

木瓜

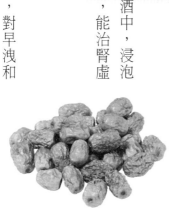

用木瓜二五〇克，切片後放入一千克米酒或低度白酒中，浸泡兩週後啟用，每次飲用十五毫升，每日兩次，連服兩週，能治腎虛陽舉不堅和早洩。

紅棗

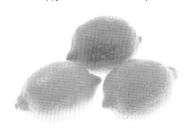

紅棗有益血壯神的功能，常食用能起到補血的作用，對早洩和

陽痿患者有很好的食療效果。

核桃

每日吃兩到四個，可起到健腎補血等作用，還能輔助治療腎結石和尿路結石，並能延緩衰老。

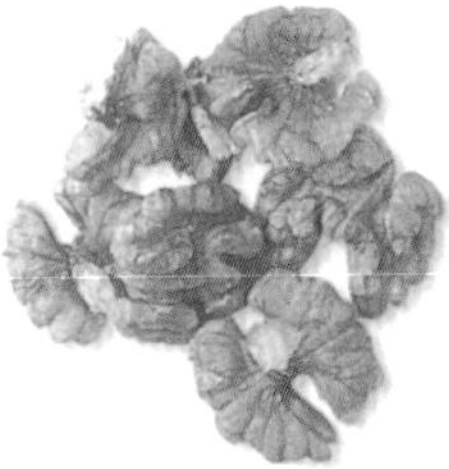

男子宜多吃海味

許多中年男性感覺體力不支、精力不濟，借助補藥養生。其實，自然的食物相對於人工合成的藥品，其安全性和可靠性都要好。海產品就有很好的滋補功效。

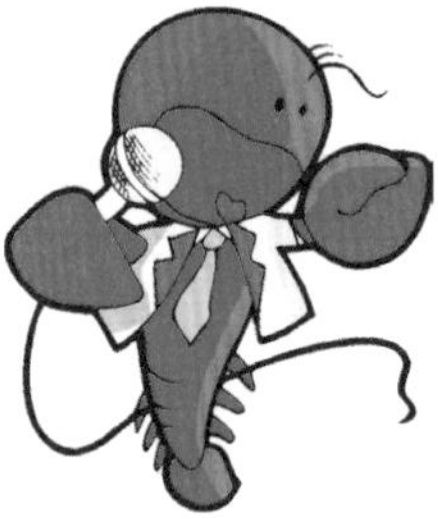

海參

有壯陽、益氣、通腸潤燥、止血消炎等功效。經常食用，對腎虛引起的遺尿、性功能減退等頗有益處。海參的食療有海參粥、海參雞湯等。

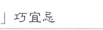

鰻魚

能補虛壯陽、除風濕、強筋骨、調節血糖。對性功能減退、糖尿病、虛勞陽痿、風濕、筋骨軟等，均有調治之效。

海蛇

能補腎壯陽，治腎虛陽痿，並有祛風通絡、活血養膚之功效。

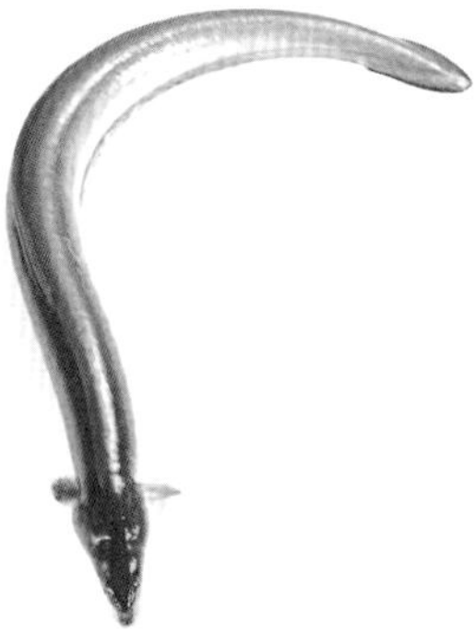

海藻

海藻類食品的含碘量為食品之冠。碘缺乏不僅會造成神經系統、聽覺器官、甲狀腺發育的缺陷或畸形，還可導致性功能衰退、性慾降低。因此，要經常食用一些海藻類食物，如海帶、裙帶菜等。

金槍魚

含有大量肌紅蛋白和細胞色素等色素蛋白，其脂肪酸大多為不飽和脂肪酸，具有降低血壓、膽固醇以及防治心血管病等功能。此外，金槍魚還能補虛壯陽、除風濕、強筋骨、調節血糖。

蝦

有補腎壯陽的功能，尤以淡水活蝦的壯陽益精作用最強。

帶魚

有壯陽益精、補益五臟之功效，對氣血不足、食少乏力、皮膚乾燥、陽痿，均有調治作用。

藏精禦寒有必宜

冬季氣溫驟降，寒氣襲人，陽氣收藏，氣血趨向於裏，故冬令食療應以保持體內陰陽平衡，藏精禦寒為主。

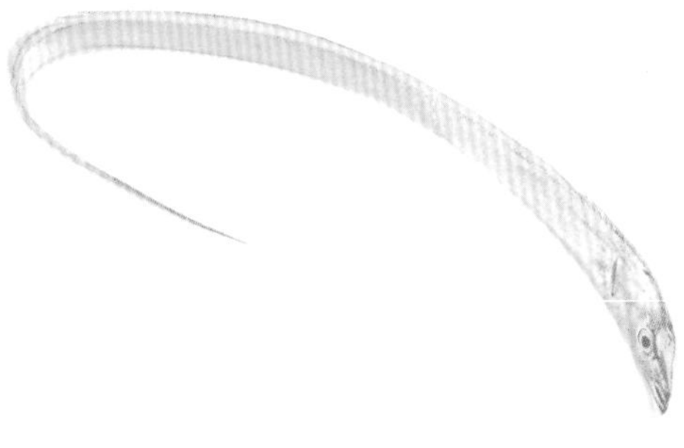

一宜溫腎填精

冬季適當攝入具有營養豐富，溫腎填精，產熱量高，易於消化的食物，如羊肉，補體之虛，益腎之氣，提高免疫力。或者食用藥膳調理，如牛肉二百克，鮮山藥二五〇克，水煎，待肉爛熟，食肉飲湯，益肺補腎。也可食用溫性水果，如大棗、柿子等，補血益腎填精，抵禦寒邪。

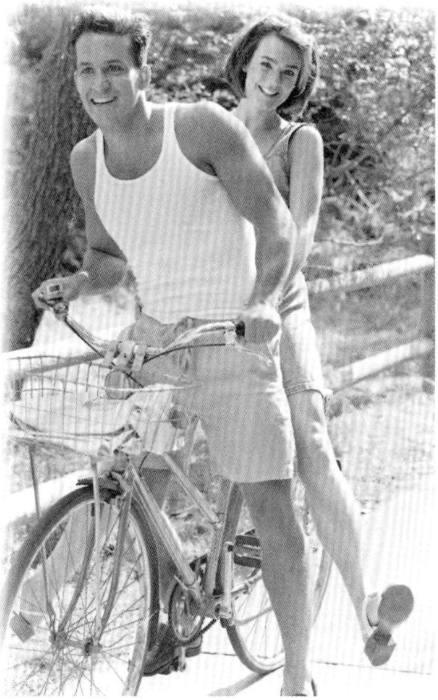

二宜果蔬補體

冬天是蔬菜的淡季，應注意多攝入富含維生素A、B、C的蔬菜，如白菜、白蘿蔔、胡蘿蔔、豆芽、油菜、蘋果、橘子等；還要多吃含鈣、鐵、鈉、鉀等豐富的食物，如蝦米、蝦皮、芝麻醬、豬肝、香蕉等。

三宜運脾進補

冬季氣溫驟降，脾受寒困，脾不運化，故冬季食療應以補陽運脾，滋益進補為主。「虛則補之，寒則溫之」，溫補脾陽，多吃溫性運脾食物，如粳米、蓮子、芡實等；鱔魚、鰱魚、鯉魚、帶魚、蝦等水產類。

四宜辨證食療

冬季要根據自身情況，有針對性地加以食療。若本身原已有病，要遵照醫囑，不可盲目食療。

比如糖尿病人，可用淮山藥、葛粉等作為食療品，但忌用粳米及其它含糖較多的食物。凡血脂過高、動脈硬化，有冠心病、膽囊炎、痛風等疾病者，絕不可應用高蛋白、高脂肪、多糖分的食品，如甲魚、桂圓等。因為進食這類食品，反而會助長病情發展。

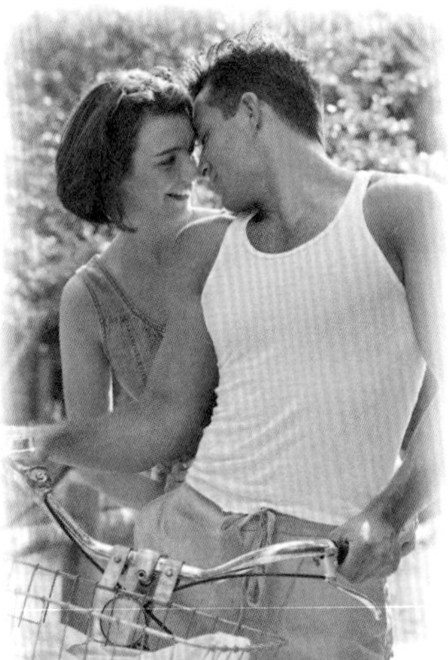

歡迎至本公司購買書籍

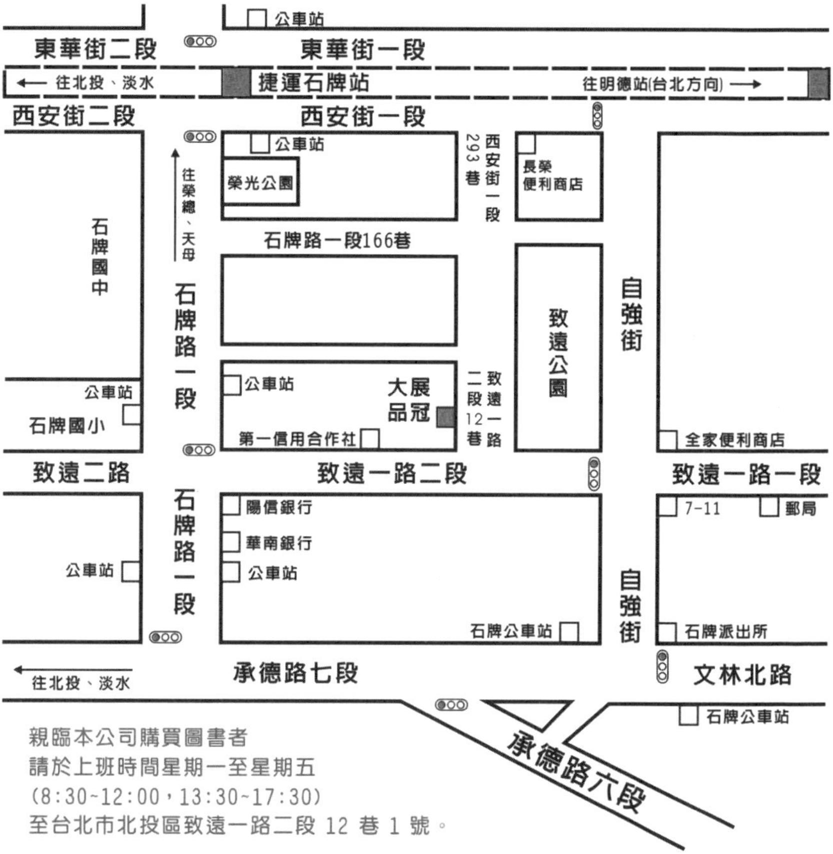

親臨本公司購買圖書者
請於上班時間星期一至星期五
(8:30~12:00，13:30~17:30)
至台北市北投區致遠一路二段 12 巷 1 號。

1.搭乘捷運

淡水線石牌站下車，由出口出來後，左轉(石牌捷運站僅一個出口)，沿著捷運高架往台北方向走(往明德站方向)，其街名為西安街，至西安街一段293巷進來(巷口有一公車站牌，站名為自強街口)，本公司位於致遠公園對面。

2.自行開車或騎車

由承德路接石牌路，看到陽信銀行右轉，此條即為致遠一路二段，在遇到自強街(紅綠燈)前的巷子左轉，即可看到本公司招牌。

國家圖書館出版品預行編目資料

越吃越性福／郭武備　段 禮　編著
——初版，——臺北市，大展，2007〔民 96〕
面；21 公分，——（健康加油站；22）
ISBN　978-957-468-551-6（平裝）
1. 食物治療　2. 食譜
418.91　　96010708

越吃越性福

ISBN　978-957-468-551-6

編　　著／郭 武 備　段　禮
責任編輯／劉　玲　程 華 萍
發 行 人／蔡 森 明
出 版 者／大展出版社有限公司
社　　址／台北市北投區（石牌）致遠一路 2 段 12 巷 1 號
電　　話／（02）28236031・28236033・28233123
傳　　眞／（02）28272069
郵政劃撥／01669551
網　　址／www.dah-jaan.com.tw
E－mail ／service@dah-jaan.com.tw
登 記 證／局版臺業字第 2171 號
承 印 者／翔盛彩色印刷公司
裝　　訂／建鑫印刷裝訂有限公司
排 版 者／弘益電腦排版有限公司
授 權 者／湖北科學技術出版社
初版 1 刷／2007 年（民 96 年）8 月

定　價／200 元

大展好書　好書大展
品嘗好書　冠群可期

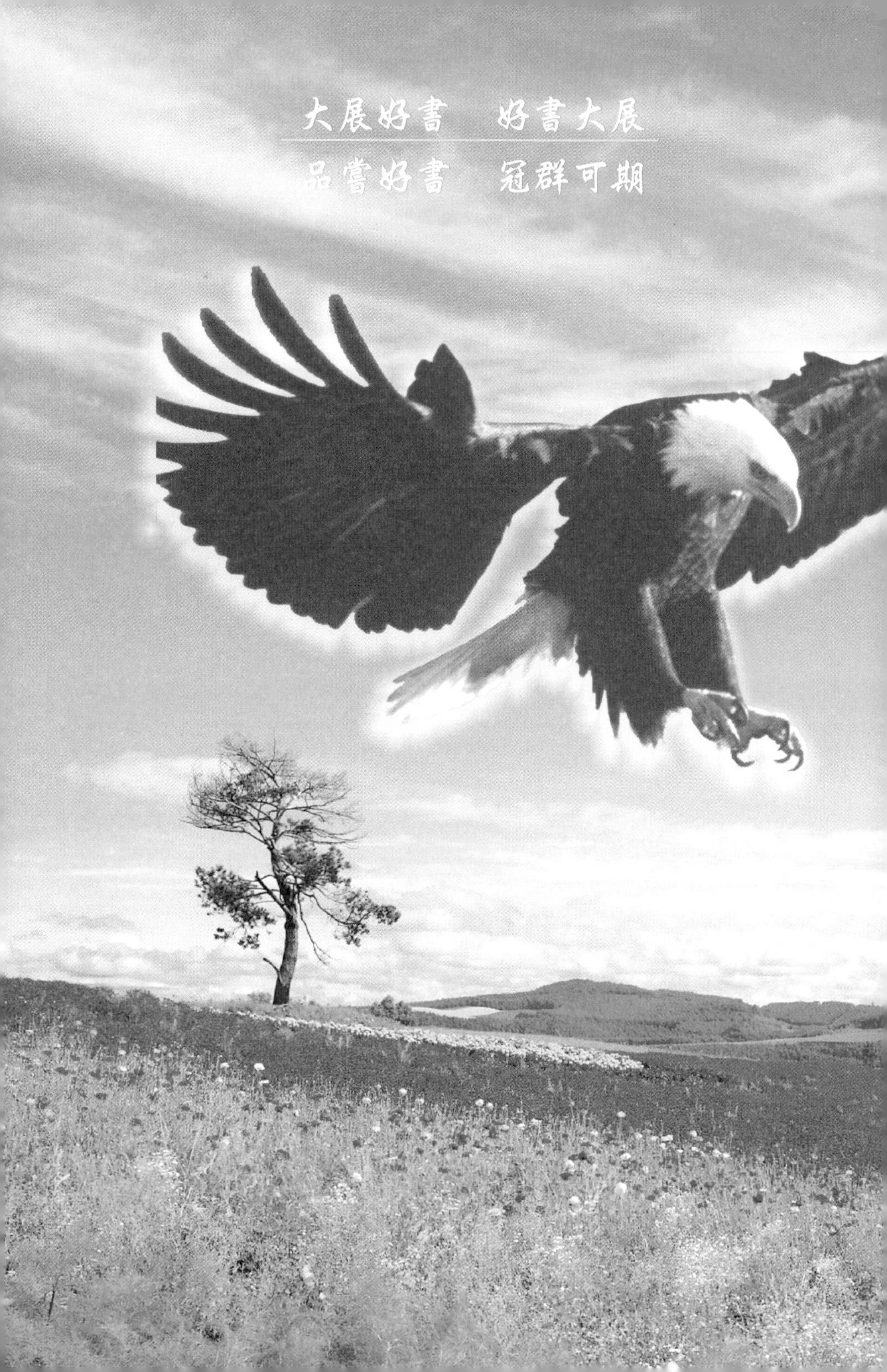
大展好書　好書大展
品嘗好書　冠群可期